T0198489

essentials

essentials liefern aktuelles Wissen in konzentrierter Form. Die Essenz dessen, worauf es als „State-of-the-Art" in der gegenwärtigen Fachdiskussion oder in der Praxis ankommt. *essentials* informieren schnell, unkompliziert und verständlich

- als Einführung in ein aktuelles Thema aus Ihrem Fachgebiet
- als Einstieg in ein für Sie noch unbekanntes Themenfeld
- als Einblick, um zum Thema mitreden zu können

Die Bücher in elektronischer und gedruckter Form bringen das Expertenwissen von Springer-Fachautoren kompakt zur Darstellung. Sie sind besonders für die Nutzung als eBook auf Tablet-PCs, eBook-Readern und Smartphones geeignet. *essentials:* Wissensbausteine aus den Wirtschafts-, Sozial- und Geisteswissenschaften, aus Technik und Naturwissenschaften sowie aus Medizin, Psychologie und Gesundheitsberufen. Von renommierten Autoren aller Springer-Verlagsmarken.

Weitere Bände in der Reihe http://www.springer.com/series/13088

Timo Storck

Freud heute: Zur Relevanz der Psychoanalyse

Ein Überblick für psychologische und ärztliche Psychotherapeuten

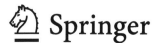

Timo Storck
Klinische Psychologie und
Psychotherapie, Psychologische
Hochschule Berlin
Berlin, Deutschland

ISSN 2197-6708   ISSN 2197-6716   (electronic)
essentials
ISBN 978-3-658-24175-9   ISBN 978-3-658-24176-6   (eBook)
https://doi.org/10.1007/978-3-658-24176-6

Die Deutsche Nationalbibliothek verzeichnet diese Publikation in der Deutschen Nationalbiblio-
grafie; detaillierte bibliografische Daten sind im Internet über http://dnb.d-nb.de abrufbar.

Springer ist ein Imprint der eingetragenen Gesellschaft Springer Fachmedien Wiesbaden GmbH
und ist ein Teil von Springer Nature
Die Anschrift der Gesellschaft ist: Abraham-Lincoln-Str. 46, 65189 Wiesbaden, Germany

Was Sie in diesem *essential* finden können

- Eine Einführung in die wichtigsten theoretischen und behandlungstechnischen Konzepte der Psychoanalyse
- Eine argumentative Darstellung der Bedeutung von Trieb, Sexualität, Unbewusstem, Konflikt oder Übertragung für eine Theorie des Psychischen
- Hinweise auf die Möglichkeiten psychoanalytischer Forschung zu Kunst, Kultur und Gesellschaft
- Einen Überblick über Forschung in und zu der Psychoanalyse heute

Vorwort

Der vorliegende Band widmet sich der Darstellung der Freudschen Psychoanalyse im Hinblick auf ihre Grundannahmen zur menschlichen Psyche, zu den Veränderungen durch klinische Behandlungen, zur Perspektive auf Kultur und Gesellschaft und im Hinblick auf Forschung. Dabei geht es im Kern um einen konzeptuellen Überblick, bei dem die argumentativen Zusammenhänge im Zentrum stehen: Was hat es auf sich mit Trieb und Sexualität? Warum kommt die Psychoanalyse immer wieder darauf zurück? Was soll das mit der Couch? Ist das heute noch üblich oder sinnvoll? Diese und weitere Fragen werden erörtert und in ihrer heutigen Relevanz dargestellt.

Die Grundlage der hier kondensierten Darstellung liefert das Buch *Psychoanalyse nach Sigmund Freud* (Storck 2018a) sowie die Buchreihe *Grundelemente psychodynamischen Denkens* (bisher: Storck 2018b, c, d; Storck in Vorb. a, b). Bedingt durch die Komprimiertheit der Darstellung werde ich mich nicht an jeder Stelle der relevanten Referenzen zu einzelnen konzeptuellen Bereichen versichern können.

Timo Storck

Inhaltsverzeichnis

1   Einleitung...   1

2   Das Triebkonzept und die Ursprünge des
    Psychischen...   3

3   Die infantile Psychosexualität..............................   7

4   Psychoanalyse als Konflikttheorie........................... 13

5   Das dynamisch Unbewusste.................................. 17

6   Die Konzeption innerer Objekte............................. 23

7   In der Behandlung I: Übertragung und
    Gegenübertragung... 29

8   In der Behandlung II: Haltung und Grundregeln............... 35

9   In der Behandlung III: Interventionen....................... 39

10 Psychoanalytische Kunst-, Kultur- und
    Gesellschaftspsychologie................................... 45

11 Psychoanalytische Forschung und Wege in
    die Zukunft.. 51

Literatur.. 55

Über den Autor

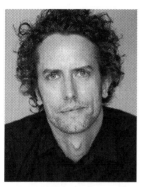

Prof. Dr. Timo Storck, Dipl.-Psych.
Psychologische Hochschule Berlin
Klinische Psychologie und Psychotherapie
Am Köllnischen Park 2
10179 Berlin

t.storck@psychologische-hochschule.de

Als „Geburt" der Psychoanalyse wird oft Sigmund Freuds *Die Traumdeutung* im Jahr 1900 aufgefasst, allerdings erschienen bereits fünf Jahre zuvor die gemeinsam mit Josef Breuer verfassten *Studien über Hysterie* und Freuds *Entwurf einer Psychologie* wird ebenfalls auf 1895 datiert (auch wenn Freud zu Lebzeiten eine Publikation zurück hielt), in welcher sich zentrale Denkfiguren und Annahmen vorgezeichnet finden. Die Psychoanalyse feiert also bald ihren 125. Geburtstag. In kaum einer anderen Wissenschaft findet sich eine derartige Verzahnung mit ihrem Gründer. Das ließe sich nun psychoanalytisch-vatertheoretisch ausdeuten oder in einer eher pessimistischen Perspektive, dass nach Freud wohl kaum besonders Inspirierendes gefolgt sein könnte, oder auch dahin gehend, dass sich womöglich nur dann immer wieder so sehr an Freud geklammert würde, wenn die konzeptuellen Annahmen und die klinische Praxis sich nur auf vermeintliche personale Autorität beziehen können statt auf Argumentation oder Evidenz.

Das Anliegen, im Folgenden *Freud heute* darzustellen, folgt in Abgrenzung dazu allerdings einer besonderen Zielsetzung. Es geht um eine zeitgenössische und zeitgemäße Einführung in das Freudsche Denken, jedoch immer auch im Versuch, „mit Freud" „über Freud hinaus" zu denken, die konzeptuellen Zusammenhänge zu prüfen und so zum Vorschlag einer Begriffsverwendung zu kommen, die schlüssig und klinisch anschlussfähig und relevant sowie fachlich möglichst wenig voraussetzungsvoll ist. Die Erörterung und Prüfung ist eine konzeptuelle und bereitet eine empirische Prüfung „nur" vor. Einige Bemerkungen zum Verständnis von (psychoanalytischen) wissenschaftlichen Konzepten sind daher unerlässlich.

Wissenschaftliche Konzepte haben den Anspruch, „verallgemeinernd" eine „empirische" „Beobachtung" auf den Begriff zu bringen. Die Anführungszeichen deuten an, dass jeweils anzugeben ist, was damit gemeint ist. „Beobachtung" ist in einem weiten Sinn zu verstehen, gerade für die Psychologie, und schließt somit auch Formen der „inneren Beobachtung" ein, d. h. Prozesse, in denen uns etwas als etwas erscheint oder auf uns wirkt, beispielsweise eine Emotion. „Empirisch" bedeutet: auf die Erfahrung bezogen. Konzepte beziehen sich auf Phänomene der Erfahrung und sie bedeuten immer eine Abstraktion davon und eine Verallgemeinerung, die jedoch nicht zwingend auf der Ebene einer Vorhersage liegen müssen, sondern auch in der Begriffsbildung als solcher bestehen können. Konzepte sind keine „Dinge in der Welt", nicht sie sind es, die beobachtbar sind, sondern sie zielen darauf ab, Beobachtbares begreifbar zu machen. Weder „die Schwerkraft" noch „die Verdrängung" lassen sich, in welchem Sinn auch immer, beobachten; wir finden Wirkungen, die wir auf den Begriff (oder gar in eine Gesetzesaussage) bringen. Wissenschaftliche Konzepte werden dabei auf methodischem Weg gewonnen, das bedeutet, dass angebbar ist, wie sie gebildet werden, in der Auseinandersetzung mit welchen Phänomenen und welchen Widersprüchen. Konzepte stehen ferner nicht isoliert da, sondern in einem konzeptuellen Zusammenhang, und sie sind argumentativ begründet, ausreichend sparsam und empirisch angebunden.

Psychoanalytische Konzepte sind insofern besonders, als

- ihre Bildung vom klinischen Einzelfall ausgeht,
- in ihnen die Generalisierung auf der Ebene der Konzeptbildung und -veränderung selbst verbleibt und Aussagen über Vorhersagbarkeit (z. B. im Hinblick auf etwas, das für alle Fälle einer depressiven Symptombildung Gültigkeit hätte) nur in Form allgemeiner Aussagen über besondere Verläufe möglich sind und
- die Psychoanalyse den Anspruch erhebt, ihre eigene Referenzwissenschaft zu sein, anders als etwa die kognitive Verhaltenstherapie, die sich konzeptuell auf die Kognitionspsychologie u. a. stützt. Das hat zur Folge, dass die Psychoanalyse in ihrer Konzeptbildung und -verwendung der Philosophie oder der Theoretischen Psychologie näher steht als den psychologischen Grundlagenfächern.

Damit soll zwar die Besonderheit der Psychoanalyse in konzeptueller (und methodischer Hinsicht) herausgestellt werden, jedoch keineswegs der Standpunkt eingenommen werden, die Andersartigkeit der Psychoanalyse würde es verunmöglichen und auch überflüssig sein lassen, einen im herkömmlichen Sinn wissenschaftlichen Anspruch zu verfolgen oder in einen Austausch mit anderen Disziplinen zu kommen. Der vorliegende Band soll vielmehr eine Vorarbeit dafür leisten, psychoanalytische Denklinien anschlussfähig(er) zu machen.

Das Triebkonzept und die Ursprünge des Psychischen

2

Das Triebkonzept nimmt in der Freudschen Psychoanalyse einen zentralen Stellenwert ein, allerdings muss dazu in Betracht gezogen werden, worum es Freud beim Trieb geht. Insgesamt erstreckt sich Freuds psychoanalytisches Werk von 1895 bis 1938 und in dieser Zeit erfahren die Konzepte teils erhebliche Wandlungen und Verschiebungen. Das zeigt sich ganz besonders in der Triebtheorie. Im Folgenden ist es lohnenswert, den „mittleren" Freud heranzuziehen, den aus den sogenannten metapsychologischen Schriften der 1910er Jahre. Hier kennzeichnet Freud „Trieb" als einen „Grenzbegriff zwischen Seelischem und Somatischem" oder als „psychische[n] Repräsentant[en] der aus dem Körperinnern stammenden, in die Seele gelangenden Reize, als ein Maß an Arbeitsaufforderung, die dem Seelischen infolge seines Zusammenhanges mit dem Körperlichen auferlegt ist." (Freud 1915c, S. 214). Das zeigt zunächst, dass gerade nicht um einen rein biologischen Zusammenhang geht (nicht um einen Instinkt) und auch nicht bloß um psychologisch beschreibbare Motive. Vielmehr ist in diesen Formulierungen ein „psychosomatischer" Charakter des Triebkonzepts angelegt: Es handelt sich um einen Versuch, eine Antwort auf das Leib-Seele-Problem zu geben oder zumindest vorzubereiten. „Trieb" bezieht sich darauf, dass etwas Körperliches spürbar wird (eine Berührung, aber auch innerkörperliche Zustände und deren Veränderung) und dass sich physiologie-nahe Erregung dem psychischen Erleben vermittelt; nicht als momentane Stoßkraft, so Freud, sondern als eine „konstante Kraft" (a. a. O., S. 212 f.). Anders gesagt: Das Triebkonzept bezieht sich darauf, dass wir gar nicht anders können als uns einen psychischen Reim darauf zu machen, was leiblich mit, an und in uns geschieht – in Form der Bildung von Vorstellungen. Der Trieb tut also etwas ganz Basales: Er treibt – und zwar in psychische Repräsentanz und Bedeutung. „Trieb" meint also, dass sich das, was körperlich empfindbar ist, sich dem Erleben vermittelt – an der Grenze zwischen Körperlichkeit und Erleben. Die wichtigste Folgerung aus diesem Verständnis ist, dass die psychoanalytische Triebtheorie eine Theorie der *allgemeinen,* nicht aber der speziellen Motivation darstellt: Es ist in ihr gefasst, wie Psychisches als solches motiviert ist, jedoch nicht gesagt, dass notwendigerweise hinter allem, was wir denken, ein sexueller Triebwunsch steht (vgl. Kap. 2 zum psychoanalytischen Verständnis von Sexualität).

In dieser Figur ist der Kern des Triebkonzepts zu sehen und in dieser Fassung ist es heute von hoher Relevanz. Freud konzipiert seine Triebtheorie (meist) dualistisch, also in einer Gegenüberstellung zweier Triebarten, etwa Sexualität und Selbsterhaltung oder später Eros und Todestrieb. Darin zeigt sich ein wichtiges Element, nämlich die Konflikthaftigkeit (vgl. Kap. 4), allerdings kann auch argumentiert werden, dass gerade die Auffassung des Triebes als Grenzbegriff eher eine monistische als eine dualistische Auffassung nahe legt (ähnlich bei Küchenhoff 2013), also eine solche, in der es zwar eine Spannungshaftigkeit des Triebes gibt (das sich darüber ergibt, dass das Anstreben von Lust und das Vermeiden von Unlust sich nicht immer vereinbaren lassen), aber keine unterscheidbaren Triebarten.

Allerdings spricht Freud auch von sogenannten Partialtrieben, etwa bezogen auf die psychosexuellen Entwicklungsphasen (vgl. Kap. 3) oder auf Sadismus, Masochismus, Voyeurismus und Exhibitionismus. Er geht davon aus, dass in frühkindlichen Lustempfindungen und Befriedigungserleben noch keine „Einheit" der Sexualität gegeben ist, sondern verschiedene Lustquellen und erogene Zonen vorherrschen. Freud (1915c, S. 214 ff.) unterscheidet für den Trieb die Elemente Triebdrang (wie stark ist ein Impuls?), Triebziel (welches ist die mit Befriedigung verbundene Handlungsvorstellung?), Triebobjekt (mit welcher Vorstellung einer anderen Person ist die Befriedigung verbunden?) und Triebquelle (an welcher Körperzone oder an welchem Organ ist ein Reiz spürbar?). Darüber begründet sich auch das Konzept der erogenen Zone, also eines Körperbereichs, in dem Lust (oder Unlust) sich abspielen kann. Bezogen auf den Partialtrieb bedeutet das, dass einzelne Körperbereiche mit Lust/Unlust verbunden erlebt werden, ohne dass diese verschiedenen Triebquellen bereits unter dem vereint wären, was Freud „Genitalprimat" nennt, also die mehr oder weniger reife erwachsene genitale Sexualität (1905d). Auch hier kann gemäß der oben entwickelten Gedanken eher vom Partialtriebhaften *des* Triebes gesprochen werden als von distinkten Partialtrieben.

Ein Votum für eine monistische Triebtheorie muss ferner in Betracht ziehen, dass Freuds (1920g) späte Triebtheorie aus Eros und Todestrieb den Versuch unternimmt, triebtheoretisch zwischen Sexualität und Aggression zu differenzieren. Der „späte" Freud versucht stärker, auch Aggression als menschlichen Antrieb zu konzeptualisieren, allerdings wird es m. E. problematisch, Aggression gemäß der Definition des Triebes als einen solchen aufzufassen. Insofern scheint es auch hier nützlich zu sein, „Trieb" als Teil einer allgemeinen Motivations-struktur zu begreifen, während Sexualität und Aggression (ebenso wie Bindung u. a.) spezielle Motivationsstrukturen betreffen.

Ein oft vernachlässigtes Element des psychoanalytischen Triebkonzepts ist dessen sozialisatorischer Charakter. Was im Triebkonzept an physiologie-naher Erregung benannt ist, lässt sich als durch frühe körperliche Interaktion geweckt denken. In Freuds Worten: durch Reizung. Damit ist nun jedoch natürlich gemeint, dass frühe Interaktions- und Austauschprozesse Teil einer sinnlichen Beziehungsszene sind. Der Trieb wird gleichsam dadurch geweckt, dass körper-bezogene Interaktion geschieht. Ohne Beziehungen ist die Triebentwicklung überaus verarmt.

Essenziell

- Das Triebkonzept kann „psychosomatisch" verstanden werden, es beschreibt die Vermittlung von Erregung in psychisches Erleben.
- Das Triebkonzept kann „sozialisatorisch" verstanden werden, die darin gefassten Vorgänge sind Teil und Folge interpersoneller, körpernaher Handlungen.
- Das Triebkonzept stellt eine Theorie der *allgemeinen*, nicht der speziellen Motivation dar.

Die infantile Psychosexualität 3

Der Abschnitt zum Triebkonzept hat bereits dessen enge Verflochtenheit mit Lust/Unlust, Befriedigung und Sexualität erkennen lassen. Einer der größten „Skandale" der Freudschen Theorie, zumindest zum Zeitpunkt ihrer Entwicklung, war das Postulat einer kindlichen Sexualität. Dabei muss allerdings hinzugezogen werden, dass es Freud erklärtermaßen um ein *erweitertes* Verständnis von Sexualität geht. Wenn er also von kindlicher bzw. infantiler Sexualität schreibt, dann bezieht er sich auf Lustempfindungen und Befriedigungsformen, die nicht auf genitale eingeschränkt sind. In diesem Sinn ist es eine sexuelle Empfindung, wenn ein Kind den mütterlichen (oder väterlichen) Körper spürt. Als Lust gilt Freud dabei das Absinken eines („triebhaften") Spannungszustandes, Unlust entsteht bei ansteigender Spannung (1915c, S. 214). Das ist besonders insofern wichtig, als auf diese Weise Lust und Erregung zu Gegenspielern werden; es gibt einen Punkt, an dem Erregung als unlustvoll erlebt wird, weil Lust/Befriedigung ausbleibt. Eine weitere Folgerung ist, dass Menschen zwar lustbetonte Wesen sind, darin aber nicht immer mehr Erregung suchen, sondern gerade eine Art von Homöostase.

Unter Rückgriff auf Freudsche Begriffe lässt sich eine Entwicklungstheorie des Psychischen beschreiben, die ihren Ausgangspunkt von einer (erlebnismäßigen) primären Ungetrenntheit nimmt (die Freud „primären Narzissmus" oder „primäre Identifizierung" nennt). Damit ist gemeint, dass für den Säugling psychisch zunächst keine Trennung zwischen Selbst und Nicht-Selbst erlebbar ist (Winnicott 1960, S. 587), hat dies etwas später auf die Formulierung *There's no such thing as an infant* gebracht: Es „gibt" den Säugling nicht ohne die Beziehung zu(r) primären Bezugspersonen). Freud setzt sich mit dem Verhältnis zwischen Objektbeziehung und Identifizierung (Entwicklung des Selbst) auseinander, im Wesentlichen ist es aber erst nachfolgenden Autoren gelungen, konzisere Modelle aufzustellen.

© Springer Fachmedien Wiesbaden GmbH, ein Teil von Springer Nature 2019
T. Storck, *Freud heute: Zur Relevanz der Psychoanalyse,* essentials,
https://doi.org/10.1007/978-3-658-24176-6_3

Freuds Entwicklungstheorie konzentriert sich auf die psychosexuellen Ent-wicklungsphasen: die orale, anale und phallisch-ödipale (1905d). Anders als es in manchen Darstellungen scheint, lässt sich nur schwer eine jeweils phasen-bezogene „Altersangabe" machen, auch deshalb nicht, weil es sich nicht um biologisch determinierte Abläufe handelt, sondern die Entwicklung der Psycho-Sexualität sich viel eher an „phasentypischen" Interaktionen zwischen Kind und Bezugspersonen orientiert. Dass in der Reihe die orale Phase früh beginnt, hat damit zu tun, dass zunächst Nahrungsaufnahme, Lautproduktion und ein „Erkunden" der Welt mit dem Mund im Vordergrund stehen.

Es lässt sich zunächst also von einer körpernahen, eher konkretistischen Lesart ausgehen. In der oralen Phase geht es um Lust und Befriedigung im Zusammen-hang mit Lippen, Zunge oder Mundschleimhäuten, dies aber in Interaktion mit anderen. Besonders deutlich lässt sich dies am Stillvorgang verdeutlichen (oder an anderen frühen Formen der Nahrungsaufnahme): Eine Reizung der oralen erogenen Zonen (verbunden mit Körperbedürfnissen und dem Spüren des – z. B. mütterlichen – Körpers führt zu einem Erregungszustand, der günstigenfalls befriedigt wird und das Erleben von oraler Lust mit sich bringt. Neben einer solchen konkret körperlichen Lesart kann allerdings eine eher „thematischere" Lesart dazu genommen werden, in der es (auch später) eher um eine Orientierung an oralen *Themen* geht, d. h. an etwas wie: Was brauche ich, wie viel davon, was steht mir zu und wer soll es mir geben?

Als Nächstes kann die anale Phase beschrieben werden. Auch hier kann körperbezogen dargestellt werden, dass es um die Sauberkeitserziehung und die Auseinandersetzung mit Ausscheiden, Zurückhalten u. ä. geht. Auch für die kindliche Entwicklung zeigt sich hier eine weniger körpernahe Entwicklungs-aufgabe, nämlich die Auseinandersetzung mit (psychischem) Besitz, die erste Abgrenzung oder der Umgang mit Trotz. Autoren nach Freud, insbesondere Karl Abraham (1924), haben innerhalb der analen Phase eine anal-sadistische unterdifferenziert (wie auch für die orale eine oral-sadistische), im Zuge einer stärkeren Berücksichtigung der Verbindung von Lust und Aggression. Auch für die anale Phase kann eine thematische Lesart akzentuiert werden, in der sich die Frage des „Sauber-Seins" in einer allgemeineren Weise zeigt. Dann geht es um die Auseinandersetzung mit Fragen wie: Was ist meins und was ist es wert, was gebe ich weg und was behalte ich, bin ich sauber oder schmutzig?

Bevor ich zur Darstellung der phallisch-ödipalen Phase komme, sind einige weitere Begriffserklärungen erforderlich. Psychoanalytisch muss zwischen „Phallus" und „Penis" unterschieden werden. Auch wenn es in der Freudschen Darstellung oft sehr konkretistisch klingt (Welche Fantasien über erfolgte oder bevorstehende Kastrationen im ganz konkreten Sinn beschäftigen Jungen oder Mädchen?), so geht es doch in den allermeisten Zusammenhängen um den

Phallus als (unbewusster) psychischer *Repräsentanz* von Potenz. Der Phallus ist ein Symbol, er steht für die eigene Wirkmacht – und „Kastration" als symbolische (vgl. Green 1990) bedeutet dann die „Bescheidung" in der Potenz oder Wirkmacht, d. h. eine Auseinandersetzung mit den Grenzen unseres Vermögens. Zum Ödipus-Konflikt sind ebenfalls einige klärende Bemerkungen erforderlich: Freud greift hier auf den antiken Mythos und insbesondere die Darstellung in Sophokles' Drama Ödipus Rex zurück. Für ihn besteht hebt das Drama eine allgemeine menschliche Lage hervor, die dort konkret in Handlungen dargestellt wird und zwar in Unkenntnis der Motive: Der Mord am Vater und die (sexuelle) Vereinigung mit der Mutter. Durch die Analyse seiner eigenen Träume kommt Freud dazu, ein psychisches Motiv zu erkennen, das er Ödipuskomplex nennt und ins 5./6. Lebensjahr verlegt. Offensichtlich geht es hier nicht um konkreten Mord und Vereinigung, sondern um Wünsche und Fantasien. Plausibel wird die Darstellung, wenn man das erweiterte Verständnis von Sexualität hinzuzieht: Es geht um sexuelle Wünsche nicht-genitaler Art, um körperliche, lustvolle und befriedigende Nähe, aber nicht um Kopulation oder Penetration (jedenfalls nicht als Maßgaben der allgemeinen psychischen Entwicklung). Freud beschreibt den Ödipus-Konflikt (zum Konflikthaften darin explizit vgl. Kap. 4) in allen vier „Varianten". Auch wenn es deutlich mehr Bemerkungen zur Liebe des kleinen Jungen zur Mutter und zu seiner Rivalität mit dem Vater gibt, so geht es Freud doch durchaus auch um die Liebe des Jungen zum Vater und die Rivalität mit der Mutter („negativer" Ödipus-Komplex) und auch um die libidinös-aggressive Konstellation zwischen dem kleinen Mädchen und den Eltern. Nichtsdestoweniger lässt sich die (notwendigerweise!) konflikthafte Konstellation aus Sicht des ca. fünfjährigen Jungen in der „positiven" Variante in folgender Weise skizzieren: Der Junge wünscht sich körperliche Nähe und Intimität mit der Mutter (und Lust und Befriedigung in einem prägenitalen Sinn) und zwar in exklusiver Weise, findet dabei aber den Platz an der Seite der Mutter durch den Vater besetzt, was Rivalitätsimpulse mobilisiert, d. h. den Wunsch, den Vater dort aus dem Weg zu räumen. Der Junge realisiert aber den Generationenunterschied: Vater ist größer und stärker und er selbst hat im ganz eigentlichen Sinn „den Kürzeren" gezogen und für die Wünsche nach Nähe zur Mutter, insofern sie damit verbunden sind, den Vater aus der Welt zu schaffen, droht Strafe. Das an sich ist allerdings noch nicht konflikthaft, sondern allenfalls frustrierend. Konflikthaft wird das Geschehen aufgrund der „negativen" Variante des Ödipuskonflikts, nämlich dem Umstand, dass der Junge den Vater auch liebt und als Vorbild sucht. Ihn aus dem Weg zu räumen, wäre also nicht nur physisch aussichtslos, sondern auch unerwünscht, er würde ihm schmerzlich fehlen. So entsteht die konflikthafte Konstellation: auf den Vater richten sich Rivalitäts- und Liebeswünsche (ebenso wie auf die Mutter). Die Bewältigung dieses Konflikts in der phallisch-ödipalen

Phase liegt Freud zufolge in der Identifizierung: Statt den Vater aus dem Weg zu räumen, werden die Wünsche an die Mutter verdrängt und durch eine Veränderung des Selbst in Richtung einer Ähnlichkeit mit Eigenschaften des Vaters ersetzt: Wenn ich so bin wie er, wird meine Mutter (oder eine andere Frau) mich so lieben wie ihn. Ebenso kommt es zu Identifizierungen des Jungen mit der Mutter im Versuch der Bewältigung der Wünsche an den Vater. Das verschafft der psychosexuellen Entwicklung eine relative und vorübergehende Ruhe (s. u. zur Latenz-Phase).

Drei weitere Bemerkungen sind erforderlich, die an dieser Stelle allerdings knapp bleiben müssen:

1. Bereits zu Freuds Lebzeiten wurden von Melanie Klein (1928) die „Frühstadien des Ödipuskomplexes" beschrieben. Die Konstellation von Nähe- und Rivalitätswünschen oder die Erkenntnis, dass es neben der Mutter noch andere Personen gibt, stellt sich selbstverständlich nicht erst im fünften Lebensjahr ein. Vielmehr kann der Ödipuskonflikt auch in frühen Formen derart beschrieben werden, dass es um die Erfahrung von „relativer" Ausgeschlossenheit aus Beziehungen geht, um den Umstand, dass es andere Beziehungen in der Welt gibt als die, die von einem selbst „wegstrahlen". Das liefert die Grundlage für das Erleben von Geflechten von Beziehungen und für die trianguläre Entwicklung sowie letztlich die Möglichkeit, mit Abwesenheit repräsentatorisch umzugehen. In der Konsequenz kann gesagt werden, dass der Ödipus-Konflikt mit der Auseinandersetzung mit dem Geschlechter- und Generationenunterschied zu tun hat sowie damit, (relative) Ausgeschlossenheit in Beziehungen potenziell psychisch bewältigen zu können.

2. Auch wenn in der Skizzierung das Modell klassischer Familienstrukturen gewählt worden ist, so machen insbesondere die Gedanken dazu, welche konflikthafte Struktur (Beziehungen anderer zu einem selbst und Beziehungen, aus denen man relativ ausgeschlossen ist) sich als „ödipal" beschrieben lässt, deutlich, dass die Entwicklungsaufgaben sich in ihren Grundzügen auch für Kinder stellen, die bei gleichgeschlechtlichen Eltern oder mit einem alleinerziehenden Elternteil aufwachsen. Auch dann nämlich geht es um die Erfahrung, dass die erste Bezugsperson noch auf etwas anderes oder jemand anderen als das Kind bezogen ist.

3. Das berührt auch die Frage danach, was mit der Auseinandersetzung mit dem Generationenunterschied gemeint sein kann. Die Psychoanalyse hat eine auch unrühmliche Geschichte der Konzeption nicht-männlicher Sexualität, immer mehr kann allerdings auch von einer gendertheoretisch informierten Psychoanalyse gesprochen werden, sodass auch für ödipale Konflikte oder die Entwicklung der Geschlechtsidentität genügend differenzierte Positionen eingenommen werden können.

Auf der Basis dieser begrifflichen Klärungen kann ich zur Darstellung der phallisch-ödipalen Phase zurückkommen. Angesichts dessen, dass sich Freud zufolge im fünften und sechsten Lebensjahr die Auseinandersetzung mit dem eigenen Geschlecht und den primären Geschlechtsorganen anders als zuvor stellt und außerdem ein Erleben von Beziehungen in Dreier-Verhältnissen ergeben, entstehen neue Entwicklungsaufgaben. Jungen und Mädchen unterschieden sich nun in ihrem Erleben stärker voneinander, die Eltern werden als Paar erlebt (mit den im vorangegangenen Absatz erläuterten Erweiterungen) und es geht um die Vereinbarkeit von Liebe und Hass. Der vorübergehende Ausweg liegt in den Identifizierungen mit beiden Eltern (bzw. Vorbildern unterschiedlicher Geschlechter), sodass in der Latenz-Zeit bis zur Pubertät andere Entwicklungsaufgaben als die psychosexuelle Entwicklung im Mittelpunkt stehen können, in erster Linie die kognitive Entwicklung und die Entwicklung von Peer-Beziehungen.

Es ist nun leicht erkennbar, dass den Eltern ähnlich zu sein im Alter von sechs Jahren meist akzeptabler ist als im Alter von 13 Jahren. In Verbindung mit der körperlichen, hormonellen Entwicklung und der (genitalen) Geschlechtsreife ergibt sich also, dass bisherige Konfliktlösungen und Selbst-Strukturen sich als weniger tragfähig erweisen als zuvor, sodass in der Pubertät Identitätsunsicherheiten und eine weniger verlässliche Integration sexueller und aggressiver Impulse auftreten und neue Bewältigungsweisen (auch im Sinne der Persönlichkeitsentwicklung) erforderlich machen. Es schließt sich also die genitale Phase der (psycho-) sexuellen Entwicklung an, die Auseinandersetzung mit „reifer" Sexualität und sexueller Partnerwahl. Psychoanalytische Entwicklungstheorie endet selbstverständlich nicht mit der Pubertät, zu verweisen ist auf die klassische Konzeption weiterer Entwicklung bei Erikson oder die Positionen anderer Autoren zu weiteren Schwellensituation in der Entwicklung, etwa im Alter.

Essenziell

- In der Psychoanalyse geht es um ein erweitertes Verständnis von Sexualität: Zum Thema wird in einer infantilen Psychosexualität die Dynamik von Lust und Unlust, Befriedigung und Frustration.
- In den Phasen der psychosexuellen Entwicklung kann man eine „körpernahe" von einer „thematischen" Ebene unterscheiden.
- In zeitgenössischer Auffassung versteht man unter (symbolischer) Kastration das „Beschnittensein" in der eigenen Wirkmacht, die Anerkennung von Grenzen und den Verzicht auf Omnipotenz-Fantasien.

- Ödipale Konflikte beziehen sich auf die Dynamik, einen Elternteil zu lieben, aber mit ihm zugleich um die Nähe zum anderen zu rivalisieren. Das bleibt nicht auf klassische Familienstrukturen beschränkt.
- Ödipale Konflikte zentrieren sich ferner um die Auseinandersetzung mit Generationen- und Geschlechtsunterschieden sowie um die mögliche Ausgeschlossenheit aus Beziehungen und gelten so als strukturbildende Elemente des Psychischen.

Psychoanalyse als Konflikttheorie 4

Besondere Beachtung verdient die Annahme, dass die menschliche Psyche aus Sicht der Psychoanalyse konflikthaft verfasst ist. Das ist sie unweigerlich und eine hypothetische Konfliktfreiheit ist in (den meisten) psychoanalytischen Auffassungen auch nicht das Merkmal psychischer Gesundheit. Vielmehr bringt die psychische Entwicklung verschiedene Ebenen von Konflikthaftigkeit mit sich.

Auf einer ersten Ebene hat dies mit dem Verhältnis von Lust und Unlust zu tun. Folgt man Freuds Charakterisierung der Lust/Befriedigung als Folge einer absinkenden Reizintensität und der Unlust/Erregung als einer ansteigenden, dann lässt sich für einige der frühen Interaktionen zwischen Säugling bzw. Kleinkind und Bezugsperson eine besondere, ambige Situation beschreiben. Der Stillvorgang beispielsweise (aber auch andere körperliche Interaktionen) bringt einerseits Beruhigung mit sich (d. h. auch: Lust und Befriedigung, ein Spannungszustand wird aufgehoben), zugleich aber auch, insofern es sich um eine sinnlich vermittelte Szene handelt, in der der Säugling den Körper (beispielsweise) der Mutter, ihre Stimme und ihren Geruch spürt und wahrnimmt, Stimulierung (d. h.: Erregung). Es handelt sich also um Szenen, die zugleich mit absinkender und mit steigender Erregung zu tun haben. Das ist eine Antwort darauf, warum frühe Abstimmungsprozesse komplex sind, und wie zwischen Luststreben und Unlustvermeidung eine erste Balance gefunden werden muss. Aus Sicht von Autoren wie Laplanche (2007) wird die Lage auch deshalb noch komplizierter, weil die Interaktionsszene zwischen Kind und Erwachsenem nicht nur von jenem, sondern auch von diesem im Hinblick auf Lust und Erregung erlebt wird. Auch der Erwachsene spürt in sinnlicher Weise und bringt sein Erleben von Körperlichkeit und Psychosexualität ein, sodass sich, in Laplanches Terminologie, für das Kind „rätselhafte Botschaften" dahin gehend vermitteln, was gerade passiert. Das liefert die Grundlage für die Konzeption einer ursprünglichen Verdrängung,

© Springer Fachmedien Wiesbaden GmbH, ein Teil von Springer Nature 2019
T. Storck, *Freud heute: Zur Relevanz der Psychoanalyse,* essentials,
https://doi.org/10.1007/978-3-658-24176-6_4

einer Bildung unbewusster Elemente des Erlebens aus frühen körperbezogenen Interaktionen (s. Kap. 5). Fürs Erste kann festgehalten werden, dass sich aus dem Antagonismus von Lust und Erregung die Notwendigkeit ergibt, mit widerstreitenden Kräften und Elementen des Erlebens fertig zu werden.

Eine zweite Ebene grundlegender Konflikthaftigkeit des Menschen, die im Kap. 6 zu den Objektrepräsentanzen noch einmal eine Rolle spielen wird, liegt in der erforderlichen Integration „positiver", vereinigender Affekte mit „negativen", trennenden. Hier geht es um die Aufgabe, einen Konflikt zwischen befriedigenden, lustvollen Erfahrung mit einem Anderen und solchen, die frustrierend sind, zu bewältigen, indem das, was in der späteren Entwicklung als Ambivalenz integrierbar werden kann, entwickelt wird, also die tolerable Vorstellung, dass es sich bei dem- oder derjenigen, zu dem oder der ich positive Gefühle erlebe, um dieselbe Person handelt, zu der ich auch negative Gefühle erlebe. Konflikthaft ist das, weil es einmal Nähe, einmal Trennung mit sich bringt und so den Weg in eine vertiefte Beziehung ebnet, in der die konstruktive Aggression von Autonomie-Strebungen nicht als destruktiv erlebt werden muss.

Als dritte Ebene der Konflikthaftigkeit lässt sich schließlich der Ödipus-Konflikt als grundlegend strukturierendes Moment der menschlichen Psyche beschreiben. In Kap. 3 bin ich bereits darauf eingegangen, dass sich in einer post-Freudianischen Sicht „Ödipalität" nicht erst im fünften oder sechsten Lebensjahr zeigt, sondern letztlich, wenn auch in anderer Form als von Freud beschrieben, von Beginn des Lebens an bzw. sobald erlebbar ist, dass es neben einer ersten Beziehung und Bezugsperson noch eine zweite, alternative geben kann. Begreift man als Ausgangspunkt die Dyade zwischen Säugling/Kleinstkind und primärer Bezugsperson (vgl. dazu auch Kap. 5 im Hinblick auf die erlebnismäßige Unterscheidung zwischen Selbst und Nicht-Selbst), z. B. die Mutter, dann wird psychoanalytisch meist angenommen, dass hier zunächst eine Art Einheit erlebt wird. In dieser zeigen sich allerdings notwendigerweise Irritationen: Die Mutter kann keine zeitlich unmittelbare Befriedigung und Versorgung bereitstellen, wie es intrauterin der Fall gewesen ist, es gibt passager die Erfahrung von ausbleibender Befriedigung bzw. Frustration. Die Alternative wäre unmöglich und für die Entwicklung auch nicht förderlich: Die Mutter, so Winnicotts (1953, S. 677) Formulierung, soll „good enough" sein, nicht maximal gut. Damit ist gemeint, dass sie dem Kind entwicklungsmäßig angemessene Frustrationen „zumutet" bzw. nicht erspart. Dazu gehört die relativ prompte Beantwortung der Bedürfnisse, in der sich allerdings zunehmend auch die vorübergehende Frustration bzw. die Abwesenheit der Mutter als unmittelbar befriedigende Figur zeigt. Schritt für Schritt stellt sich die Entwicklungsaufgabe, mit der vorübergehenden Abwesenheit der primären Bezugsperson psychisch umzugehen. Die Möglichkeit, sich eine Vorstellung von ihr zu machen, ist nicht von Beginn an gegeben, aber zunehmend kann in einer günstigen psychischen Entwicklung die Welt der Wahrnehmungen um die Welt der Vorstellungen ergänzt werden. Mit der Abwesenheit der Mutter in der Wahrnehmung kann umgegangen werden, indem sie in der Vorstellung (als ein „inneres Objekt") anwesend gemacht werden kann, was nicht nur die Grundlage für den Aufbau der psychischen Welt als solcher liefert, sondern auch die Grundlage für Erwartung, Erinnerung, Sehnsucht oder Fantasie (s. a. Kap. 6). Der entscheidende Punkt ist nun, dass dieser Schritt von der Wahrnehmung zur Vorstellung „ödipal" vermittelt wird. Die Bewältigung der relativen Abwesenheit der Mutter gelingt umso leichter, wenn erkennbar ist, „wo" sie ist, wenn sie nicht bei einem selbst ist. In einer ganz grundlegenden Konzeption von Ödipalität oder Triangulierung liefert die Existenz des Vaters als Drittem eine Antwort auf die Frage nach dem Grund der Abwesenheit der Mutter – sie ist nicht bei mir, sie ist bei ihm. Das ist die Grundstruktur einer Repräsentation von Abwesenheit (die selbstverständlich in Dauer und emotionaler Begleitung entwicklungsangemessen sein muss). Das ist eine erste Erfahrung von relativer Ausgeschlossenheit aus Beziehungen, die es ermöglicht, Beziehungen in differenzierter Weise denken zu können (auch hier gilt, dass „Mutter" und „Vater" Positionen der psychischen Repräsentation beschreiben, die in realer Interaktion nicht auf normative Familien- oder Geschlechterstrukturen beschränkt bleiben; s. u.).

Nun muss darüber hinaus beachtet werden, dass der Vater als Dritter nicht nur einen Bezugspunkt für die Mutter bedeutet, sondern auch für das Kind. Er stört nicht einfach nur eine prinzipiell genügende und entwicklungsfähige Zweiheit, sondern liefert, indem er auch für das Kind das Angebot einer zur Dyade alternativen Beziehung anbietet, eine Art von Ankerpunkt, der angelaufen und von dem aus die Nähe zur primären Bezugsperson reguliert werden kann. Das kann dann gelingen, wenn das Beziehungsangebot des Dritten tatsächlich ein triangulierendes ist, das heißt ein solches, indem das Kind nicht die Sorge haben muss, in der Hinwendung an jemand anderen als die Mutter die Beziehung zu dieser aufs Spiel zu setzen, und ferner muss das Angebot des Dritten ein neues sein, keine bloße Verdopplung oder Ersetzung der ersten Beziehung.

Das Konflikthafte einer solchen Konstellation liegt zum einen in der zu findenden Balance aus Nähe und Distanz in einem die Dyade überschreitenden Komplex von Beziehungen und zum anderen im weiteren Entwicklungsverlauf: Auf eine Weise bleibt die Dyade Gegenstand sehnsuchtsvollen Wünschens, steht sie doch in der Fantasie für eine trennungs- und frustrationslose Einheit (was zugleich Angst mobilisiert). In Beziehungen (relativ) ausgeschlossen zu sein, mobilisiert Wünsche danach, es nicht zu sein. Und hier fädelt sich in eine frühe ödipale, trianguläre Konstellation die von Freud beschriebene spätere ein: Nun tritt auch das Thema auf den Plan, dass die Nähewünsche zur einen Bezugsperson die Rivalitätswünsche mit der anderen mobilisieren, was insofern auch in

eine psychische (nicht nur interpersonelle) Konflikthaftigkeit führt, als es Nähe-
wünsche zu beiden Personen gibt und alles nicht schlicht dadurch geregelt würde,
dass sich die „Beseitigungswünsche" gegenüber jemandem, der stört, erfüllten.
Weitergeführt liegt hier auf verschiedene Weise Konflikthaftigkeit und die
Bewältigung psychischer Konflikte am Grund der Entwicklung der psychischen Welt.
   Die beschriebenen Dynamiken sind weder an dichotome Geschlechter-
positionen noch an klassische Familienstrukturen gebunden, sondern stellen die
Auseinandersetzung mit einer ersten und einer zweiten Bezugsperson dar (und
selbstverständlich ist hier keine zeitlich distinkte Abfolge gegeben, in der ein Kind
einige Monate lang nur eine erste und erst dann eine zweite Person kennenlernen
würde!). Dabei spielen Generationen und Geschlechter eine Rolle, aber nicht in
Form fixer Positionen. Das hat weit reichende Folgen: Eine in diesem Sinn verstanden Ödipalität zeigt sich dann auch in der psychischen Entwicklung von
Kindern von gleichgeschlechtlichen Paaren, von allein erziehenden Elternteilen
oder von Kindern, die in nicht-familiär organisierten Gruppen (beispielsweise
Stammesgesellschaften) aufwachsen. Die Aufgabe, damit umzugehen, dass es
mehr als eine Beziehung in der Welt gibt, stellt sich so jedem. Ein hypothetisches
Kind, das nicht durch ödipale Konflikte psychisch strukturiert würde, wäre eines,
dessen primäre Bezugsperson auf nichts und niemand anderen als auf dieses Kind
bezogen wäre; ein Kind, das in der Welt keine anderen Beziehungen als die zur
primären Bezugsperson fände. Das wiederum ist nun nur „theoretisch" denkbar,
nicht konkret lebenspraktisch. Je mehr sich konkrete Entwicklungsbedingungen
einer solchen Lage annähern würden, umso höher wäre das Risiko schwerster
psychischer Erkrankungen.

Essenziell
In der psychoanalytischen Konzeption allgemeiner psychischer Konflikte
lassen sich drei Ebenen unterscheiden:

- Einmal geht es darum, dass sich in manchen frühen Interaktionen
  zugleich beruhigende und stimulierende Momente zeigen;
- weiter stehen einander Liebe und Hass (Nähe stiftende und trennende
  Impulse) gegenüber;
- und schließlich zeigen sich ödipale Konflikte (die sich um Generationen-
  und Geschlechter-Unterschiede sowie um Beziehungen zwischen mehr
  als zweien drehen) als Grundstruktur der menschlichen Psyche.

Das dynamisch Unbewusste $\qquad$ 5

Als der Erkenntnisgegenstand der Psychoanalyse kann bis heute das dynamisch Unbewusste gelten. Freuds Ausgangspunkt ist es gewesen, eine Metapsychologie zu formulieren, eine Psychologie „mit" Unbewusstem (1985, S. 329), was im Kontext der Zeit seiner beginnenden psychoanalytischen Arbeiten ungleich bahnbrechender gewesen ist als es uns heute vorkommen mag. Die Beschäftigung mit Unbewusstem hat zwar viele, teile lange „Traditionslinien" (vgl. Gödde 2009) in der Philosophie, doch der Gedanke eines *psychischen* Unbewussten ist höchst originell. Freud grenzt sich damit explizit von einer philosophischen Haltung ab, wie der eines seiner akademischen Lehrer, Franz Brentano, in der die Unbewusstheit von etwas widersprüchlich erscheinen muss. In Brentanos Aktpsychologie zum Beispiel, in der Bewusstsein immer Bewusstsein *von etwas* ist, muss es widersinnig sein, eine Gerichtetheit oder Intentionalität von Nicht-Bewusstem anzunehmen. Andere philosophische Positionen zum Unbewussten, allen voran die Schopenhauers (etwa zu Wille und Trieb oder einer prinzipiell von der Leidenserfahrung ausgehenden Konzeption des Menschen) oder Nietzsches (in Richtung einer Zweifelhaftigkeit menschlicher Moralität oder der Bedeutung von Trieb/Leib) nimmt Freud zwar wahr, grenzt sich aber deutlich davon ab, da es das ihm, im unguten Sinn, zu spekulativ erscheint. Seine Referenzpunkt sind eher die Psychophysik Gustav Theodor Fechners, die Evolutionstheorie Darwins oder das Manifest der Helmholtz-Schule, in dem es um das Vorhaben geht, auch psychische Vorgänge analog zu physikalisch-chemischen Prozessen zu beschreiben.

Und doch ist Freuds eigene Konzeption weit davon entfernt, einzig psychophysisch zu sein. Von einer grundlegenden Unterscheidung zwischen „unbewusst" in einem deskriptiven Sinn (etwas ist nicht bewusst, d. h. aktuell nicht mit Aufmerksamkeit besetzt) und „unbewusst" in einem dynamischen Sinn (etwas ist deshalb unbewusst, weil es vom Bewusstsein ferngehalten wird) ausgehend, kann gesagt werden, dass es Freud vor allem um dasjenige Unbewusste geht, dass aus

© Springer Fachmedien Wiesbaden GmbH, ein Teil von Springer Nature 2019   17
T. Storck, *Freud heute: Zur Relevanz der Psychoanalyse,* essentials,
https://doi.org/10.1007/978-3-658-24176-6_5

konflikthaften Gründen verdrängt wird. Dabei geht er von Erfahrungen in klinischen Behandlungen aus, verfolgt aber das Anliegen, eine allgemeine Psychologie zu formulieren, also die Funktionsweisen des Psychischen überhaupt zu erkunden, nicht nur Psychopathologie zu betreiben. Zunächst betrachtet er dabei unterschiedliche Phänomene des Psychischen (Symptom, Traum, Fehlleistung, Witz) als bedeutungstragend. Dem zugrunde liegt die Annahme von Konflikten aus Wunsch und Verbot (bzw. zwischen konfligierenden Wünschen). Eine (triebhafte) Wunschvorstellung mobilisiert zugleich Angst, Scham oder Schuldgefühle und muss in der Folge abgewehrt werden. Zum einen ist dabei wichtig, dass Freud wie erwähnt davon ausgeht, dass im Psychischen Repräsentanzen des Triebes erscheinen (Vorstellung und Affekt) und sich nur an diesen überhaupt Abwehrvorgänge abspielen können. Zum anderen ist hinzuziehen, dass Freud zunächst Abwehr und Verdrängung gleichsetzt. Freud vergleicht das Geschehen mit einer Vortragssituation:

> Nehmen Sie an, hier in diesem Saale und in diesem Auditorium […] befände sich doch ein Individuum, welches sich störend benimmt und durch sein ungezogenes Lachen, Schwätzen, Scharren mit den Füßen meine Aufmerksamkeit von meiner Aufgabe abzieht. Ich erkläre, daß ich so nicht weiter vortragen kann, und daraufhin erheben sich einige kräftige Männer unter Ihnen und setzen den Störenfried nach kurzem Kampfe vor die Tür. Er ist also jetzt ‚verdrängt‘ und ich kann meinen Vortrag fortsetzen. Damit aber die Störung sich nicht wiederhole, wenn der Herausgeworfene versucht, wieder in den Saal einzudringen, rücken die Herren, welchen meinen Willen zur Ausführung gebracht haben, ihre Stühle an die Türe an und etablieren sich so als ‚Widerstand‘ nach vollzogener Verdrängung. Wenn Sie nun noch die beiden Lokalitäten hier als das ‚Bewußte‘ und das ‚Unbewußte‘ aufs Psychische übertragen, so haben Sie eine ziemlich gute Nachbildung des Vorgangs der Verdrängung vor sich (Freud 1910a, S. 22 f.).

Erst im weiteren Verlauf entwickelt Freud ein Modell, in dem sich an Verdrängungsvorgänge ein weiterer Abwehrmechanismus anschließt, der eine entstellte, kompromisshafte Bewusstwerdung der Wünsche ermöglicht, die nun „annehmbarer", aber eben umgearbeitet sind: Der Störenfried wird also gleichsam wieder hereingelassen, muss sich aber umkleiden.

Was das genau im Hinblick auf das (dynamisch) Unbewusste bedeutet, kann in Relation zu Freuds Modellen der Seele (vgl. Sandler et al. 1997) dargestellt werden. Dabei übergehe ich das gemeinhin als erstes Modell des Psychischen aufgefasste Affekt-Trauma-Modell und beschränkte mich an dieser Stelle auf die sich daran anschließende erste und die zweite „Topik" Freuds.

In der ersten Topik des psychischen Apparates (manchmal schlicht „das topische Modell" genannt) geht es Freud um eine Darstellung entlang psychischer Systeme: *Bw* für Bewusstsein, *Vbw* für Vorbewusstes und *Ubw* für Unbewusstes. In diesem

Rahmen wird die Frage wichtig, ob eine Vorstellung grundsätzlich bewusstseins-fähig, aber aktuell nicht Aufmerksamkeit besetzt und in diesem Sinn unbewusst ist *(Vbw)*, oder ob sie dynamisch unbewusst ist *(Ubw)*. Dabei unterscheidet Freud zwischen einem deskriptiven Gebrauch von „unbewusst" (in dem nur gesagt wird, dass etwas gerade nicht bewusst ist, wofür es verschiedene Gründe geben kann) von einem systematischen Gebrauch. Die „Inhalte" des Systems *Vbw* sind im deskriptiven Sinn unbewusst, aber wir können sie uns gleichsam „ins Bewusstsein holen", wie wir etwa an unser letztes Frühstück denken können, wenn wir unsere Aufmerksamkeit darauf richten.

Dem System *Ubw* schreibt Freud (1915e, S. 285 f.) bestimmte Eigenschaften zu: In ihm herrschen „größere Beweglichkeiten der Besetzungen" (was bedeutet, dass sich – triebhafte – Besetzungen verschieben können) und insgesamt wirkt der Primärprozess. Im System *Ubw* gibt es keine Zeitlichkeit (im chronologischen Sinn von Abfolgen oder zeitlichen Abständen), keine Grade von Sicherheit, kein Abwarten, keinen Einbezug der sozialen Realität und auch kein „Vorausdenken" oder ähnliches. Dass hier das Lustprinzip die Richtung vorgeht, bedeutet, dass einzig die unmittelbare Triebbefriedigung maßgeblich ist, ohne Einbezug auch der inneren oder äußeren Folgen einer Befriedigung (die Scham oder Schuld nach sich ziehen könnte oder realitätsbezogene, soziale Konsequenzen). Ferner gebe es im System *Ubw* keine Negation: Eine Vorstellung ist „aktiv", auch wenn ihr ein negatives Vorzeichen gegeben wird (sagt ein Analysand, die Figur im Traum sei nicht seine Mutter, so ist auffällig, dass sie ihm offenbar zum Traum in den Sinn kommt).

Dem Primärprozess steht als weiteres psychisches Funktionsprinzip der Sekundärprozess gegenüber, die Wirkungsweise des System *Bw*. Er ist am Reali-tätsprinzip orientiert, greift auf planendes Denken zurück und es wird der Auf-schub von Triebbefriedigung möglich, sodass eine Beachtung der sozialen Realität oder der psychischen Folgen von etwas möglich wird, d. h. Denken im eigentlichen Sinn.

In dieser Phase seiner Theorieentwicklung und im Kontext dieses Modells ist Freud auch damit beschäftigt, was „zwischen" den Systemen passiert bzw. wie eine Vorstellung sich in Übergängen von einem zu einem anderen System verändert. Das ist die Grundlage der psychoanalytischen Abwehrlehre. Freud diskutiert das Wirken der Verdrängung: Etwas wird vom Bewusstsein ferngehalten, aus dem System *Bw* hinausgedrängt. Das führt ihn zum einen zur Annahme einer Art von Zensur-Funktion (zwischen *Vbw* und *Ubw,* aber auch zwischen *Vbw* und *Bw*) und zum anderen zur Folgerung, dass zur Verdrängung eine weitere Komponente der Abwehr hinzukommen muss. Den ersten Punkt kann Freud im Rahmen des topi-schen Modells nicht hinreichend klären, die Zensur gehört nicht zu den Systemen selbst, kann aber ihrerseits kaum bewusst erfolgen (s. u. zum Instanzen-Modell).

Den zweiten Punkt, die nötige Erweiterung der Abwehrlehre kann Freud deutlicher betrachten: Seine Annahme eines dynamisch Unbewussten gründet ja darauf, dass sich im Psychischen ein Kräftespiel zwischen drängenden und verdrängenden Kräften realisiert, zwischen Wunsch und Abwehr bzw. zwischen konfligierenden Wünschen. Die Verdrängung sorgt für den Ausschluss aus dem Bewusstsein, es bleiben allerdings, so Freuds Annahme, Besetzungen erhalten: Eine (Trieb-/Wunsch-) Vorstellung drängt zurück ins Bewusstsein, es müsste also die Verdrängung permanent aufrechterhalten werden, um gegen die „konstante" Kraft des Triebes und seiner Abkömmlinge wirksam zu sein. Freud löst dies, indem er das Konzept der Gegenbesetzung einführt, das einer Besetzung, die von der verdrängten Vorstellung „Energie" abzieht. Ferner nimmt er an, dass sich im Psychischen Ersatz- oder Kompromissbildungen herstellen, dass also durch das Wirken eines zu Verdrängung hinzutretenden weiteren Abwehrmechanismus' Entstellungen produziert werden, die eine Vorstellung in verkleideter Form für das Bewusstsein annehmbar machen. Der Übergang zwischen den psychischen Systemen, um die es ihm zu dieser Zeit geht, geschieht also durch eine Art von Umarbeitung: Im *Bw* erscheint eine verpönte Vorstellung in anderer Form.

Freud grenzt sich dabei gegen die hypothetische Annahme einer irgendwie gearteten Verdopplung einer Vorstellung ab, die dann einmal im System *Ubw* und einmal, verändert, im System *Bw* vorläge. In Auseinandersetzung mit der Psychodynamik psychotischer Störungen greift er auf eine Konzeption von Sprache zurück (1915e, S. 300). Für ihn besteht eine Objektvorstellung aus zwei „Teilen": der Wort- und der Sachvorstellung. Psychisch greifen wir auf das Bild von etwas oder jemandem zurück (bzw. auf eine szenische Ausgestaltung) und zugleich potenziell auf dessen „Namen" oder Begriff. Sprachliche Operationen ermöglichen es uns, psychisch mit Vorstellungen umzugehen. Infolge von Abwehrprozessen kann eine solche Einheit aus Wort- und Sachvorstellung zerreißen, etwa bei einer Verdrängung der Wortvorstellungen in Richtung eines Überwiegens szenischer Gehalte, ohne dass sprachgetragene Reflexion dazu möglich ist (das Modell der Hysterie), oder bei Verdrängung der Sachvorstellungen, also gleichsam der szenisch-sinnlichen Lebendigkeit, und Rationalisierung in Richtung eines Überwiegens der Wortvorstellungen, die jedoch unlebendig wirken (das Modell der Zwangsneurose). So gelangt Freud also noch zu einer anderen Perspektive zu inter-systemischen Übergängen: Es sind abwehrbedingte oder abwehrlockernde Veränderungen an der Sprache und am sinnlichen Gehalt, die Vorstellungen zwischen den Systemen wechseln lassen.

Wie erwähnt stößt Freud aber an die Grenzen des topischen Modells, wenn es um die Frage danach geht, „wer" psychisch entscheidet, was für das Bewusstsein annehmbar ist, und die Veränderungen an psychischen Gehalten einleitet oder vollzieht. Konsequenterweise muss man nämlich annehmen, dass die Abwehr selbst unbewusst wirkt (sonst könnte es ihr Resultat nicht sein), aber nicht den Gesetzmäßigkeiten des Systems *Ubw* folgt (sondern ihnen etwas entgegensetzt). In Auseinandersetzung mit diesen Schwierigkeiten seines Modells kommt Freud zur Entwicklung des nächsten Modells des psychischen Apparates, der zweiten Topik bzw. dem Instanzen-Modell aus Ich, Über-Ich und Es. Nun kann er nämlich darstellen, dass zwar alles Verdrängte unbewusst ist, aber nicht alles Unbewusste verdrängt (1923b, S. 244) – auch ein Teil des Ichs, also des sekundärprozesshaft operierenden, auch realitätszugewandten Teil des Psyche, ist unbewusst, nämlich die Abwehr, die Freud nun dem Ich zuordnet, weil sie eingesetzt wird, um Unlust zu vermeiden.

Ging es zuvor um inter-systemische Konflikte (das Drängen des System *Ubw* und die Vermeidung unangenehmer Folgen durch das System *Bw*), stehen nun Konflikte zwischen den Instanzen im Zentrum, beispielsweise die Orientierung an Lust und Befriedigung des Es (ein Begriff den Freud von Groddeck entlehnt, der ihn wiederum bei Nietzsche gefunden hat; Groddeck 1923), das im Wesentlichen die Eigenschaften des Systems *Ubw* hat, und die Orientierung an Moral und Gewissen, welche durch das Über-Ich vertreten wird.

Freud (1923b) bettet dies in ein Entwicklungsmodell des Psychischen ein. Für ihn ist das Es die ontogenetisch (und phylogenetisch) älteste Instanz, die übrigen Bereiche des Psychischen haben sich aus ihm „heraus" entwickelt. Das Ich gilt Freud als ein durch die Interaktion mit der Außenwelt und den Objekten veränderter Teil des Es, der im Wesentlichen aus dem Besteht, das spätere Autoren als Ich-Funktionen beschrieben haben: Realitätsprüfung, Möglichkeit zum Triebaufschub, Affektregulierung, Einsatz von Abwehrmechanismen u. a. Das Ich hat die äußere, soziale Realität im Blick und vermittelt zwischen dieser und der psychischen Realität. Damit aber nicht genug: Freud konzipiert eine Aufrichtung innerer Objekte durch Introjektion/Identifizierung, im Kern infolge einer Aufgabe von (äußeren) Objektbesetzungen. Freud geht es einerseits um die Verinnerlichung von (vormals äußeren) Verboten in der Aufrichtung einer psychischen Gewissens-Instanz, dem Über-Ich (dessen Strenge nicht die Strenge der Eltern wiedergeben soll, sondern die Stärke der Aggression gegen sie!; a. a. O. S. 284). Andererseits legt er auch die Grundlagen für eine Konzeption des Psychischen als zusammengesetzt aus „inneren Objekten", also Vorstellungen von Selbst und Anderen in Beziehung. Freud denkt dies allerdings im Wesentlichen als das Resultat von aufgegebenen libidinösen Objektbeziehungen im außen, die zu Identifizierungen führen.

Essenziell

- Freud geht es mit der Psychoanalyse um die Entwicklung einer „Metapsychologie", einer Psychologie des Unbewussten.
- Das Entscheidende am psychoanalytischen Unbewussten ist sein dynamischer Charakter: Es ist das Resultat eines innerpsychischen Kräftespiels aus drängenden und verdrängenden Kräften.
- In Freuds topischem Modell des psychischen Apparates geht es um die Systeme *Bw, Vbw* und *Ubw* – Das System *Ubw* ist v. a. gekennzeichnet durch das Vorherrschen des Lustprinzips und des Primärprozesses.
- (Neurotische) Abwehrprozesse bestehen aus Verdrängung (dem Fernhalten vom Bewusstsein) und einem weiteren Vorgang, der für eine Umarbeitung einer Vorstellung sorgt, sodass sie für das Bewusstsein annehmbar wird. Motiviert wird die Abwehr von der Vermeidung von Angst, Scham oder Schuldgefühlen infolge von (Trieb-) Wünschen.
- In Freuds Instanzen-Modell des psychischen Apparates geht es um Ich, Es und Über-Ich und die Konflikte zwischen deren „Interessen".

Die Konzeption innerer Objekte

6

In Freuds Arbeiten finden sich neben einer triebtheoretischen Perspektive auch die Grundzüge einer psychoanalytischen Konzeption der internalisierten Beziehungserfahrungen. Die Verwurzelung in der Triebtheorie bringt es dabei mit sich, dass meist vom (inneren) „Objekt" gesprochen wird, wo es um die psychische Repräsentanz anderer Personen geht. Da Freud für den Trieb vier Aspekte unterscheidet (neben dem Objekt noch Drang, Ziel und Quelle), ist es üblich, vom (Trieb- oder Vorstellungs-) Objekt (bzw. das Objekt einer libidinösen oder affektiven Besetzung) zu sprechen, ohne dass es dabei um eine „Objektivierung" o. ä. ginge. Auch wenn es in der Literatur nicht einheitlich so gehandhabt wird, so werde ich im Weiteren nicht die Termini „inneres Objekt" und „äußeres Objekt" verwenden, sondern von Personen/Individuen, mit denen jemand konkret „im Außen" interagieren kann, sprechen und vom „Objekt" als der verinnerlichten, psychischen Repräsentanz.

Meist geht es Freud in der Konzeptualisierung von Internalisierungsprozessen (Identifizierung, Introjektion) um die Aufrichtung des Über-Ichs, also um die Internalisierung von Geboten und Verboten. Aber es finden sich darüber hinaus drei Linien der Erweiterung im Hinblick auf die Grundlagen der psychoanalytischen Objektbeziehungstheorie.

Eine erste Linie liegt in den Überlegungen aus der Arbeit *Trauer und Melancholie* (Freud 1917e), publiziert in 1917, verfasst rund zwei Jahre zuvor. Freud setzt sich hier mit dem Unterschied zwischen gelingenden und pathologischen Trauerprozessen auseinander. Er folgt dem Phänomen der Selbstanklage in der Depression, als Folge eines realen oder fantasierten Verlustes einer anderen Person. Gelingende Trauerprozesse bestehen für ihn darin, dass Libido vom (verlorenen) Objekt abgezogen wird und sich auf das „Ich" (besser wäre zu sagen: auf das Selbst, also auf die psychische Repräsentanz der eigenen Person) richtet.

© Springer Fachmedien Wiesbaden GmbH, ein Teil von Springer Nature 2019
T. Storck, *Freud heute: Zur Relevanz der Psychoanalyse*, essentials,
https://doi.org/10.1007/978-3-658-24176-6_6

Die Libido wird dabei „desexualisiert" und das Objekt „im Inneren" aufgerichtet, um der Erfahrung des Verlustes zu entgehen. Diese Aufrichtung des Objekts im Inneren liefert Freud die Erklärung für die Selbstanklage: Er versteht diese im Kern als eine Anklage gegenüber dem Objekt, von dem man sich verlassen fühlt. Das „Gelingen" von Trauer besteht nun darin, dass es sich dabei um einen passageren Zustand handelt, eine Bewältigung (und Anerkennung) des Verlustes, die darin mündet, neue Objekt zu besetzen (statt dauerhaft in einem depressiven Rückzug und einer Anhedonie zu verharren). In einer Konzeptualisierung von Trauerprozessen ist dabei eine Theorie der Entwicklung der Repräsentanzwelt enthalten: Es geht um die Verarbeitung von (Mikro-) Verlusterfahrungen (eine Art Verlust der Allmacht der Wahrnehmung), die in die Bildung von Objekten der Vorstellung führt.

Die zweite Linie der Freudschen Auffassung zur Internalisierung findet sich in *Jenseits des Lustprinzips* von 1920. Freud (1920g) geht dabei von einer Beobachtung an seinem etwa anderthalbjährigen Enkel Ernst aus: Dieser wirft Spielzeuge aus seinem Bettchen, besonders eine Garnrolle. Das Wegwerfen begleitet er mit Lauten, die Freud als „Fort" deutet, das erneute Heranziehen der Rolle mit einem freudigen „Da". Dieses als Fort-Da-Spiel in die Geschichte der Psychoanalyse eingegangene Geschehen liefert die Grundlage für Annahmen über die Bewältigung von Abwesenheit und über die Grundzüge einer Symbolisierungstheorie. In Ernsts Spiel geht es um die Bewältigung von Abwesenheit, die sich in etwa so konzipieren lässt: In einer zunächst auf die Wahrnehmung zentrierten Erlebniswelt der frühsten Entwicklung stellen sich unweigerlich Momente von Frustration oder Abwesenheit ein (in der Interaktion mit „genügend guten" Bezugspersonen), im losen Anschluss an Freud lässt sich dies als „Negation" beschreiben, die frühe Bezugsperson ist nicht da (nicht sichtbar, nicht befriedigend o. ä.). Der Entwicklungsschritt, der in Symbolisierungsprozesse führt, besteht nun darin, diese wahrnehmungsmäßige Abwesenheit oder Negation (Mama ist nicht da) ihrerseits zu negieren, indem ein Objekt in der Vorstellungswelt anwesend gemacht wird (Mama ist *nicht* nicht da). Das ist gemeint, wenn psychoanalytisch die Rede davon ist, dass (tolerable und begleitete) Frustrations- und Trennungserfahrungen einen Beitrag dazu leisten, dass sich eine Welt der psychischen Repräsentanzen ausbildet – sie erwächst aus der Bewältigung von Abwesenheit und ermöglicht es, die Welt der Wahrnehmungen durch eine Welt von Vorstellungen anzureichern. Es liegt auf der Hand, dass dies umso leichter gelingt, wenn es vertrauensvolle Beziehungserfahrungen gibt, die ausreichend Sicherheit vermitteln, *dass* es passagere und partielle Erfahrungen von Abwesenheit oder Trennung sind (statt absolute), im Rahmen derer auch alternative (früh triangulierende) Beziehungen angeboten werden.

Eine dritte Linie Freudscher Bemerkungen über Objektrepräsentanzen tritt 1925 in der Arbeit *Die Verneinung* auf. Freud (1925h) greift hier auf einen bereits zuvor geäußerten Gedanken zurück, wenn er von einem „purifizierten" Lust-Ich schreibt (1915c, S. 228). Er nimmt an, dass in frühen Entwicklungsprozessen Internalisierungsvorgänge dem Modell der Nahrungsaufnahme folgen: Gutes wird heruntergeschluckt, Schlechtes (Nicht-Schmeckendes) ausgespuckt. In Analogie dazu meint er, dass befriedigende Erfahrungen mit anderen psychisch aufgenommen und so Teil der Vorstellung einer Innenwelt, frustrierende hingegen ausgestoßen werden, d. h.: der Vorstellung nach „im Außen", außerhalb des Selbst liegen und als von dort wirkend fantasiert werden. Erst im Verlauf der Entwicklung kann eine Integration gelingen, sodass auch negative Affekte, frustrierende Erfahrungen als Teil der Innenwelt oder als zum Selbst oder wertvollen Objektvorstellungen erlebt werden können.

Autoren nach Freud haben auf diesen Grundlagen aufgebaut. Eine entscheidende Konzeption ist dabei, dass es im Ausgangspunkt Interaktionen (nicht Personen) sind, die internalisiert werden. Interaktionserfahrung (zunächst in erster Linie körperlicher Art) schlagen sich in Beziehungsvorstellungen nieder und diese Beziehungsvorstellungen färben weitere Interaktionen. Fairbairn (1944) gehört zu den ersten Autoren, die als Folge einer solchen Auffassung hervorheben, dass jede Art von Selbst-Repräsentanz aufgrund ihrer Genese aus Beziehungserfahrungen psychisch mit einer (Teil-) Objekt-Repräsentanz verbunden ist. Vorstellungen von uns Selbst und von anderen sind letztlich eine Art von Abstraktion aus affektiv gefärbten Beziehungsvorstellungen.

Im Zentrum vieler objektbeziehungstheoretischer Ansätze steht eine Verbindung von Ungetrenntheit und Spaltungsdynamiken. Beides lässt sich leichter zusammenführen als es scheint. Etwa in Melanie Kleins (1935) Annahme einer frühen Entwicklungsphase, in welcher unterschiedliche sinnliche, triebhafte, affektive Empfindungen noch nicht unter einem großen Ganzen von „Identität" oder „Selbst" erlebt werden (dahin gehend, dass es verschiedene Empfindungen sind, die „zu mir" gehören), ist der Gedanke einer frühen Spaltung zentral. Sie knüpft dabei an Freuds Auffassung zum purifizierten Lust-Ich an, indem sie annimmt, dass es Prozesse von Introjektion (das Gute soll „hinein") und Projektion (das Schlechte soll „hinaus" bzw. „draußen bleiben") sind, die zu „gespaltenen" Repräsentanzen von Selbst und anderen führt. „Gute" Selbstanteile werden von „schlechten" getrennt gehalten, das gleiche gilt für Anteile des Objekts. Klein spricht in diesem Zusammenhang von der paranoid-schizoiden Phase oder Position (nicht in einem nosologisch-pathologischen Sinn): Es werden Dinge voneinander gespalten gehalten und „Schlechtes" (Frustration, unangenehme Empfindungen) als von außen kommend erlebt. Erst im Verlauf der Entwicklung gelangen wir zu

„ganzen" Repräsentanzen von Selbst und Objekten bzw. kann genau dieser Prozess in der Entwicklung beeinträchtigt sein. Schließlich gibt es gute Gründe, eine solche Spaltung aufrecht zu erhalten bzw. Spaltungsprozesse weiterhin einzusetzen, um das Gute vor einem fantasierten Verderben durch das Schlechte zu bewahren. Frühe Beziehungen, in denen negative Affekte ausgehalten und „verdaut" werden können, sind hier von entscheidender Bedeutung.

Damit ist nun jedoch nicht nur ein Spaltungszustand und -prozess beschrieben, sondern auch eine Dynamik der Ungetrenntheit. Zum einen lässt sich nämlich mit den Worten Winnicotts (1960, S. 587) sagen, dass es „so etwas wie ein Baby" nicht gebe (d. h. in die Erlebnisperspektive des Säuglings und Kleinstkindes ist noch keine Trennung zwischen Selbst und Nicht-Selbst eingezogen), dass – durch frühe leibliche Erfahrungen – erst die Erfahrung einer Grenze zwischen Selbst und Umwelt gemacht und eine solche internalisiert werden muss, zuvor vollzieht sich das Erleben als eine Einheit/Ungetrenntheit. Und zum anderen ist eine Folge aus den Spaltungszuständen entlang „guter" und „schlechter" Anteile von Selbst und Objekten eine Art von „Verklebung" bestimmter Beziehungsdynamiken, beispielsweise die Verknüpfung schlechter Selbst- mit guten Objektanteilen (für Fairbairn 1943, von Bedeutung als Folge von Beziehungstraumata) oder guter Selbst- mit guten Objektanteilen (in einer Art von Verbündung des Guten gegen ein ferngehaltenes Schlechtes).

Jacobson (1964) ist es zu verdanken, hier begriffliche Genauigkeit eingebracht zu haben, indem sie zum einen (wie beispielsweise auch Kernberg nach ihr; s. u.) betont, dass die „Objekte" innere Strukturen sind, die immer in Relation zum Selbst stehen, und zum anderen unterstreicht, dass der Vorgang der Projektion (etwas zum Selbst Zugehöriges wird als dem Objekt zugehörig erlebt) ein innerer ist und dort etwas verändert (statt dass auf konkrete Personen im Außen projiziert würde).

Auf diesen Grundlagen formuliert Kernberg (1976) eine Objektbeziehungstheorie samt deren Bezug zur Entwicklung von Persönlichkeitsstörung und zur Behandlung dieser. Im vorliegenden Rahmen ist besonders wichtig, dass er annimmt, dass infolge einer beeinträchtigten frühen Entwicklung Integration erschwert ist und frühe Spaltungszustände und -prozesse beibehalten werden. In Kenbergs Begriffen herrschen dann Selbst-Objekt-Dyaden vor (genauer: Selbst-Objekt-Affekt-Triaden), damit sind Verknüpfungen von Teil-Aspekten von Selbst und Objekt gemeint, also Teil-Selbst-Teil-Objekt-Dyaden, die einander wechselseitig abwehren und so die rapiden Wechsel intensivster und affektiv aufgeladener Beziehungsmuster in Behandlungen begreifbar machen.

Abschließend ist noch zu sagen, dass es durchaus auch eine psychoanalytische Perspektive auf die Repräsentation der nicht-menschlichen und der nicht-belebten Umwelt gibt (Searles 1960), und dass ferner die Rede von einer Wechselwirkung aus Interaktionserfahrung und Beziehungsrepräsentation nicht derart missverstanden werden sollte, dass es gegenüber den Wahrnehmungen, welche die innere Welt aufzurichten helfen, nicht auch um Fantasien ginge. Bei aller Anbindung an die interpersonelle Interaktion sind die Objekte keine schlichten Abbilder von Wahrnehmungen. Dieser Hinweis ist wichtig für den Blick auf Objekte in psychoanalytischen Behandlungen.

Essenziell

- In der Psychoanalyse geht es um eine Perspektive auf „Objekte", d. h. auf Repräsentanzen anderer, die infolge von Interaktionserfahrungen internalisiert werden und weitere Interaktionen färben.
- Freud liefert dafür drei Grundlagen: Einmal durch den Hinweis auf die Bildung innerer Objekte infolge von Verlusterlebnissen, einmal durch die Figur, Abwesenheit durch die Bildung innerer Objekte zu bewältigen, einmal durch den Gedanken einer frühen Aufnahme positiver Erlebnisse und eine Ausstoßung negativer.
- In psychoanalytischen Objektbeziehungstheorien kommen eine Dynamik von Spaltungszuständen und -prozessen und eine Dynamik von Ungetrenntheit zusammen: Differenzierungen zwischen Selbst und Nicht-Selbst, aber auch die Bildung „ganzer" Vorstellungen von Selbst und Objekten sind Entwicklungsaufgabe.

In der Behandlung I: Übertragung und Gegenübertragung 7

Wenn es im vorliegenden Kapitel nun um psychoanalytische Behandlungen geht, dann kann direkt an die Bemerkungen zu Objektbeziehungen, aber auch an die zum psychoanalytischen Gegenstand, dem dynamisch Unbewussten, angeschlossen werden. Der Ausgangspunkt ist ein erkenntnistheoretisches Dilemma: Wie soll man in Behandlungen mit dem Unbewussten arbeiten, wenn es nicht nur unzugänglich ist, sondern auch innerpsychische Hindernisse gegen die Bewusstwerdung aufgerichtet werden? Nimmt man an, dass die Ziele einer psychoanalytischen Behandlung darin bestehen, dass dem Erleben bislang Unzugängliches (seien es unbewusste Fantasien oder psychische Funktionen) zugänglich wird, indem psychische Formen dafür gefunden werden, dann wird zunächst deutlich, dass dies nicht auf direktivem oder pädagogischem Weg geschehen kann. Man kann Analysanden nicht auffordern, über ihr Unbewusstes zu sprechen. Es liegt also eine Situation vor, in der die Arbeit sich mit etwas auseinander setzen soll, das der eine, der Analytiker, nicht erlebt hat, und das für den anderen funktionell dem (bewussten) Erleben entzogen ist.

Es braucht also ein Validierungskriterium für Konzeptualisierungen (und Deutungen) dessen, was als dem Analysanden unbewusst angenommen wird. Zunächst einmal hängt jede Intervention, die ihm vor Augen führen soll, was er nicht erlebt, aber gerade deshalb in ihm wirkt und sein Erleben trägt, in der Luft. Man könnte alles Mögliche behaupten und die mehr oder minder deutliche Zurückweisung des Analysanden damit begründen, dass es ihm schließlich unbewusst und erlebnismäßig unzugänglich ist. Freud (1937d, S. 43) scherzt darüber, wenn er einen imaginierten Kritiker der Psychoanalyse sagen lässt: *Heads I win, tails you lose:* Wird eine Deutung bestätigt, war sie korrekt, wird sie abgewiesen, zeigt der sich so äußernde Widerstand, dass sie etwas Richtiges getroffen hat. Selbstverständlich lässt sich so keine Legitimation klinischer Praxis oder wissenschaftliche Konzeption begründen.

© Springer Fachmedien Wiesbaden GmbH, ein Teil von Springer Nature 2019
T. Storck, *Freud heute: Zur Relevanz der Psychoanalyse*, essentials,
https://doi.org/10.1007/978-3-658-24176-6_7

Zum einen kann hier eine lange Diskussion über Verstehen und Hermeneutik in der Psychoanalyse in Richtung einiger wichtiger Akzente der philosophischen Hermeneutik der vergangenen 15–20 Jahre, die sich mit der Negativität im/am Verstehen beschäftigen, weitergeführt werden (Storck 2012, 2016), zum anderen führen die erkenntnistheoretischen Probleme in eine konsequente Beachtung des Beziehungsgeschehens in der analytischen Behandlungssituation.

Dabei gibt das Konzept der Übertragung die Richtung vor, das in zweierlei Weise hier relevant ist. Nicht immer finden einige Bemerkungen Freuds Berücksichtigung, die er 1900 in der Traumdeutung zur Übertragung macht. Eine solche frühe Konzeptfassung ist weitreichender als die gängige, auf die analytische Beziehung bezogene. Zunächst begründet Freud die Übertragung besetzungstheoretisch (hier nicht so entscheidend) und letztlich bewusstseinspraktisch. Analog zum Konzept des Tagesrestes im Traum (rezente Eindrücke liefern den latenten Traumgedanken eine Form, in die diese sich einkleiden) versteht Freud (1900a, S. 568 f.) die Übertragung als einen Vorgang, der Bewusstwerdung möglich macht, indem sich unbewusste Aspekte der psychischen Welt an einen rezenten und/oder indifferenten Eindruck anheften bzw. darauf ihre Intensität übertragen. Damit ist ein Vorgang beschrieben, durch den etwas in verschobener Form erlebt werden kann.

Wenig später, nämlich 1905 im Rückblick auf die einige Jahre zuvor durchgeführte Behandlung mit seiner Patientin Dora, begreift Freud (1905e, S. 279 f.) die Übertragung direkter beziehungshaft. Dort sind Übertragungen für ihn „Neuauflagen", falsche Verknüpfungen, die psychische Ersetzung der einen Person durch die Person des Arztes. Die Übertragung ist für Freud einerseits größtes Hindernis (er sieht darin einen Widerstand gegen die analytische Arbeit, der darin besteht, den Arzt jenseits der therapeutischen Aufgabe zu sehen und zu ersehnen), aber auch mächtigstes Hilfsmittel (a. a. O. S. 281) – und darin steckt derselbe Gedanke wie in der früheren, allgemeineren Fassung des Konzepts: Übertragung, auch als etwas, das sich hier in der analytischen Beziehung zeigt, ist ein Mittel, in dem Unbewusstes eine Form erhält. Sie ist Mittel der unbewussten Beziehungsdiagnostik, hier zeigt sich derjenige Teil der inneren Welt der Beziehungen (und Beziehungserfahrungen) eines Analysanden, den dieser nicht verbal-anamnestisch zur Kenntnis geben kann, sondern der sich einzig auf diese Weise aktualisiert und in Szene setzt. Dass es sich hier um ein „In-Szene-Setzen" handelt, ist von entscheidender Bedeutung, insofern man darunter versteht, dass es sich um eine gemeinsame Beziehungsszene handelt, die sich in der analytischen Beziehung konstelliert. Ich werde weiter unten darauf zurückkommen.

Zuvor müssen allerdings einige weitere Bemerkungen über Übertragung (und Gegenübertragung) hinzugezogen werden. Kap. 6 zum Konzept des

Objekts hat gezeigt, wie sich Interaktionserfahrungen in Beziehungsvorstellungen niederschlagen und wie diese weitere Interaktionen färben. In dieser Sicht sind Vorstellungen von Beziehungen (und darin von Selbst und den Objekten) die „Bausteine" des Psychischen. Trivial, aber weitreichend, ist dann der Befund, dass sich vorangegangene Beziehungserfahrungen in aktuellen zeigen und wir aktuelle Erfahrungen im Licht der vergangenen betrachten. Das heißt, Übertragungen als Wiederkehr früherer Beziehungen in aktuellen, zeigen sich prinzipiell überall, beispielsweise wenn wir uns vom Kellner im Café „wie immer" zurückgesetzt fühlen, wenn er unsere Bestellung nicht aufnimmt. Die Übertragung in der analytischen Beziehung ist damit also nur eine Art Sonderfall, der insofern besonders ist, als zum einen gesagt werden kann, dass sich psychische Erkrankungen auch darin äußern, aus bestimmten Erlebnismustern von Beziehungen nicht hinaus zu finden (und so die Wiederholungen früherer Erfahrungen besonders stark bzw. besonders starr sind), und zum anderen das analytische Setting und die sogenannten Grundregeln (s. Kap. 8) eine Intensivierung von Übertragungsprozessen auf den Weg bringen. Freud versteht analytische Arbeit daher auch als das Herstellen einer Übertragungsneurose[1], in dem Sinn, dass sich die (neurotischen) Symptome auf die Person des Arztes zentrieren sollen – was zwei Vorteile hat: Erstens werden andere Beziehungen entlastet, zweitens wird erst so eine psychische Veränderung möglich: nämlich indem sich Beziehungserleben und Affekt in der analytischen Beziehung zeigen. Die Annahme, dass sich Übertragungen deshalb bilden, weil in ihnen eine Aktualisierung vergangenen Beziehungserfahrungen, vermittelt über Beziehungsrepräsentationen, zu sehen ist, führt nun dazu, dass dies auch für den Analytiker angenommen werden muss. Auch dieser erlebt schließlich aktuelle Beziehungen im Licht der vergangenen.

Damit ist der Begriff der Gegenübertragung berührt, der unterschiedliche Arten der Verwendung findet. Ich halte es für sinnvoll, zwischen Eigenübertragung und Gegenübertragung zu unterscheiden (vgl. Gumz und Storck 2018). In dieser Sicht bedeutet „Eigenübertragung" das, was der Analytiker aus seiner Beziehungsbiografie und aus seinen Beziehungsvorstellungen in die analytische Beziehung hineinträgt, seine bewussten und unbewussten „Filme", die anspringen. Über diese sollte er, ausbildungsbedingt und bedingt durch

---

[1] Es lässt sich dafür argumentieren, dass auch im Fall anderer als neurotischer Erkrankungen die Äußerung der Symptome in der analytischen Beziehung einen entscheidenden Stellenwert im Hinblick auf diagnostische und Veränderungsprozesse hat.

seine Fähigkeit zu Reflexion und Selbstbeobachtung in Beziehungen, ungleich besser Bescheid wissen als es für seinen Analysanden erforderlich ist. „Gegenübertragung" hingegen ist dem gegenüber die „innere" Antwort des Analytikers auf die Übertragung seines Analysanden, das also, was in ihm entsteht (Affekte, Fantasien etc.), insofern er das Objekt der Übertragung ist. Die Unterscheidung Rackers (1959) zwischen einer konkordanten und einer komplementären Identifizierung in der Gegenübertragung schafft hier etwas Klarheit. Insofern der Analytiker eine Haltung einnimmt, die Sandler (1976) als „Bereitschaft zur Rollenübernahme" bezeichnet (sich also für Beziehungsaktualisierungen zur Verfügung stellt, eine ähnliche Funktion wie der Tagesrest für den Traum), erreichen ihn, qua Interaktion, Aspekte der inneren Welt des Analysanden. Dies können sowohl Selbstanteile sein (dann spricht man von einem konkordanten Identifiziertsein, z. B. ein Spüren einer Angst des Analysanden) als auch Objektanteile (komplementäres Identifiziertsein, z. B. ein Impuls, besonders streng mit dem Analysanden umzugehen). Sowohl für die Eigen- als auch für die Gegenübertragung ist entscheidend, dass der Analytiker sie wahrnimmt und in sein Verstehen des analytischen Geschehens einbezieht.

Diese Bemerkungen machen bereits deutlich, in welcher Weise von einer Szene gesprochen werden muss, in die gestaltende Elemente beider Beteiligten Einzug erhalten (wenngleich weder zu gleichen Anteilen noch in symmetrischer Weise; bedingt durch die Grundregeln und die Haltung, s. Kap. 8). Das liefert noch ergänzende Antworten auf das eingangs beschriebene erkenntnistheoretische Problem einer Arbeit mit dem Unbewussten. Die Diskussion über den wissenschaftlichen Status der Psychoanalyse zwischen Verstehen und Erklären, zwischen Natur- und Geisteswissenschaft wird seit langem geführt (Überblick bei Storck 2012). An dieser Stelle ist entscheidend, von Verstehensprozessen in einzelnen Behandlungen (aber auch im Hinblick auf die Methodologie der Psychoanalyse überhaupt) als einem szenischen Verstehen (Argelander 1970; Lorenzer 1970) zu sprechen.

Der Grundgedanke dabei liegt darin, dass ein Analysand verschiedene Arten von (Beziehungs-) Szenen in verschiedener Weise in die Analyse einbringt: Biografische Szenen, von denen er berichtet, Szenen aus der aktuellen Lebensrealität, Fantasieszenen und eben auch konkret die Szene, die sich in der analytischen Beziehung herstellt. Lorenzers (1970, S. 170) Annahme besteht nun im Wesentlichen darin, dass sich bedingt durch die Starrheit (neurotischen) Beziehungserlebens und -gestaltens ein gemeinsames Element in verschiedenen dieser Szenen zeigt, die „Situation" oder das situative Grundgerüst, das konkrete, besondere Szenen trägt, aber eben verschiedene in wiederkehrender Weise. Der entscheidende Punkt ist, dass „Szene" hier das Besondere, „Situation" das Allgemeine, abstrakt Identische bezeichnet. So wird eine Antwort darauf gegeben, wie Analytiker ihr Validierungskriterium für eine Annahme über Unbewusstes finden: im eigenen Erleben der Beziehung zwischen sich und dem Analysanden.

Szenisches Verstehen meint daher das Bilden einer Annahme über die Bedeutung der Szene in Übertragung und Gegenübertragung, unter der Perspektive dessen, darin die Situation zu erkennen, die sich auch in anderen Szenen zeigt. Daraus entwickelt der Analytiker potenziell eine Intervention, indem er probeweise Bedeutungen einsetzt, die er einer empathischen Identifizierung mit dem Analysanden, der eigenen Selbstbeobachtung und dem Wissen über (infantile) Beziehungsszenen im Leben des Analysanden entnimmt. Eine solche Intervention steht dabei nicht am Ende eines Verstehensprozesses, sondern soll einen Prozess initiieren, im Rahmen dessen Erlebbarkeit möglich wird und etwas eine psychische Form findet.

Essenziell

- In der klinischen Situation entnimmt der Psychoanalytiker Annahmen über Unbewusstes aus der analytischen Beziehung.
- Übertragung meint, dass sich unbewusste Aspekte des Erlebens an bewusstseinsfähige andere Vorstellungen „heften", sodass eine entstellte oder verschobene Form der Bewusstwerdung möglich wird; in einem engeren Sinn betrifft dies die analytische Beziehung.
- Übertragungen sind allgegenwärtig, durch die analytische Haltung und das Setting werden sie vertieft und in Richtung einer Übertragungsneurose geführt, sodass sich Symptome in der Beziehung zeigen und dort verändert werden können.
- Man kann zwischen Eigenübertragung und Gegenübertragung des Analytikers unterscheiden.
- Die Szene zwischen Analytiker und Analysand steht im Mittelpunkt der Verstehensversuche; szenisches Verstehen meint, in dieser Szene die wiederkehrende Situation herauszuheben, die auch andere Szenen im Leben des Analysanden trägt.

In der Behandlung II: Haltung und Grundregeln

Damit in analytischen Behandlungen diese Prozesse von „Beziehungsdiagnostik" und der Bildung von Verstehensannahmen möglich werden, bedarf es einiger Rahmenbedingungen.

Eine Zielsetzung vieler analytischer Behandlungen ist die Förderung der Regression. Diesem Zweck dienen: das hochfrequente Setting von 3–5 Wochenstunden, das Couch-Setting, das abwartende Zuhören des Analytikers. Das Konzept der Regression ist vielschichtig, im vorliegenden Zusammenhang ist entscheidend, dass es bei der Regression im ganz eigentlich Sinn um ein „Zurückschreiten" zu weniger „reifen" Erlebnisweisen kommt, vor allem im Sinne einer weniger im Vordergrund stehenden Rationalität bzw. Sekundärprozess. Das Konzept der Regression spielt in Verbindung mit dem der Fixierung eine wichtige Rolle in der psychoanalytischen Theorie der neurotischen Symptombildung: Die Annahme ist, dass eine aktuelle auslösende Situation (Aktualkonflikt) eine Regression einleitet, die zum Punkt einer Fixierung in der psychosexuellen Entwicklung führt und darin zu einem Grundkonflikt, der biografisch nicht hinreichend bewältigt wurde. Dysfunktionale Kompromissbildungen aus Wunsch und Verbot bzw. konfligierenden Wünschen führen zu Symptomen.

Die Regression, um die es im Zusammenhang der Behandlung geht, hat eine etwas andere Färbung, denn es wird mit ihrer Förderung der Versuch gemacht, infantile Fixierungen und Grundkonflikte genauer zutage treten zu lassen (nicht zuletzt in Form der Übertragung), Abwehrformationen zu lockern (d. h. durchaus für eine gewisse Form der „Labilisierung" so sorgen, sodass überhaupt die Notwendigkeit weniger dysfunktionaler Kompromissbildungen entsteht) und ausgehend davon Veränderung einzuleiten. Die hohe Wochenstundenzahl soll gewährleisten, dass von Stunde zu Stunde weiter an dem gearbeitet werden kann, was durch die Regression zutage tritt, ohne dass Schichten von Abwehr und

T. Storck, *Freud heute: Zur Relevanz der Psychoanalyse,* essentials, https://doi.org/10.1007/978-3-658-24176-6_8

Widerstand wieder und wieder von Neuem „abgetragen" werden müssen. Das führt auch zu einem wichtigen Bereich der Kontraindikation eines regressionsfördernden Settings: besonders dann nämlich, wenn ein Analysand bereits mehr oder weniger stark regrediert in die Behandlung kommt (dann steht eher die Strukturierung im Vordergrund). Dann ist, vor allem im Zuge einer wenig integrierten psychischen Struktur u. U. zwar ein hochfrequentes Setting indiziert (um eine enge therapeutische Begleitung zu sichern), aber keine Förderung der Regression.

Das unterstreicht, dass die Stundenfrequenz nicht die einzige Weise ist, die Regression zu fördern. Dies geschieht ganz wesentlich auch durch das Couch-Setting, durch das Arrangement also, dass der Analytiker im Sessel hinter dem Kopfende einer Couch sitzt, auf welcher der Analysand liegt. Zwar finden sich bei Freud (1913c, S. 467) auch lapidare Bemerkungen wie die, dass er es nicht aushalte, acht Stunden am Tag angestarrt zu werden, die begründen sollen, weshalb die Behandlung im Couch-Setting stattfindet, doch im Wesentlichen ist dies methodisch begründet: Es soll der Blick nach außen (z. B. auf mimische Rückmeldungen wie in einem Alltags-Dialog) durch den Blick nach innen ersetzt werden, den Blick auf freie Einfälle, Träume und Fantasien, unter diesen nicht zuletzt die Fantasien über den Analytiker.

Damit ist der nächste Bereich der Regressionsförderung benannt, die Haltung des abwartenden Zuhörens aufseiten des Analytikers. Der schweigende Analytiker ist eine häufige Karikatur, die als Überzeichnung jedoch in einer Fehlinterpretation von etwas besteht, das sich ebenfalls methodisch begründen lässt. Es ist nicht Faulheit oder Sadismus, die dazu führen, dass der Analytiker sich meist zurückhält, sondern die Gedanke, dem Analysanden es möglichst konsequent möglich zu machen, sich mit seinen Weisen des Beziehungserlebens und seinen Fantasien in die analytische Beziehung einzubringen. Die Haltung des Analytikers ist geprägt von der bereits erwähnten Rollenübernahmebereitschaft und einer aufnehmenden Haltung gegenüber dem unbewusst Übermittelten.

Neben den Elementen des Settings und der Grundidee analytischer Haltung (die nicht derart missverstanden werden sollte, dass keine Aktivität des Analytikers gefordert wäre) werden in der Psychoanalyse zwei miteinander korrespondierende Grundregeln benannt: die freie Assoziation des Analysanden und die gleichschwebende Aufmerksamkeit des Analytikers.

Die Forderung an den Analysanden, alles zu sagen, was ihm in den Sinn komme (Freud 1910a, S. 31), also seinen freien Einfällen (statt der Logik einer Alltagskommunikation) zu folgen, kann als eine direkte Folgerung aus Freuds Modell der Assoziativität des Psychischen gesehen werden. Ein bislang hier nicht erwähnter Zug der Freudschen Theorie über den psychischen Apparat ist darin zu sehen, dass er von „Bahnungen" ausgeht, die sich neuronal und psychisch durch befriedigende und frustrierende Erlebnisse bilden (Freud 1950a). Bestimmte Vorstellungen sind miteinander verknüpft, sodass auf Wiederholungen lustvoller Erfahrungen und Vermeidungen unlustvoller Erfahrungen abgezielt werden kann. So entsteht ein Netz von Verknüpfungen von Vorstellungen, durch Wunschanziehungen und abwehrbedingte Seitenbesetzungen. Das Folgen der freien Einfälle soll das Geflecht solcher Verknüpfungen nachempfindbar machen (die psychoanalytische Praxis der Traumdeutung folgt einem ähnlichen Gedanken), wobei zunächst die Abwehr zutage tritt und durchgearbeitet werden kann.

Denn es wäre schließlich irrig anzunehmen, dass es einem Analysand durch die bloße Aufforderung, alles zu sagen, auch *möglich* wäre, alles zu sagen. Der Grundregel der freien Assoziation entspricht daher auch die Forderung nach gleichschwebender Aufmerksamkeit an den Analytiker. Dieser soll nicht mit einem Vorverständnis von Bedeutungen operieren oder explizit oder implizit „auswählen", worauf er in der Rede des Analysanden besonders achtet. Gleichschwebend aufmerksam zu sein heißt also, vor dem Hintergrund der oben beschriebenen Haltung abwartenden Zuhörens, das auch der Entfaltung der Übertragung dienen soll, die Möglichkeit zu haben, dass scheinbar Nebensächliches in der Rede des Analysanden eine Irritation hervorruft und sich so als eine Art von Anspielung an gar nichts so Nebensächliches erweist – zieht man in Betracht, dass sich in der „frühen" Fassung die Übertragung auch darüber bestimmt, dass sich Unbewusstes an einen rezenten und/oder gleichgültigen Eindruck heftet, dann wird klar, was verloren zu gehen droht, wenn eine prozessunabhängige Priorisierung, worauf der Analytiker hören möchte, erfolgt.

Essenziell

- Im klassischen Sinn zielt das psychoanalytische Behandlungssetting meistens auf die Förderung der Regression ab; dazu dient die hohe Frequenz von Wochenstunden, das Couch-Setting und die abwartend zuhörende Haltung des Analytikers.
- In manchen Fällen ist die Förderung der Regression kontraindiziert. Nicht nur kann dann jedoch eine analytische Behandlung nichtsdestoweniger nützlich sind, dann jedoch unter Vermeidung weiterer Regressionsförderung (d. h. Arbeit nicht im Couch-Setting, angepasste Deutungstechnik)
- Für den Analysanden wird die Grundregel der freien Assoziation formuliert (er soll alles sagen, was ihm in den Sinn kommt) und für den Analytiker die Grundregel der gleichschwebenden Aufmerksamkeit (keine Vorab-Priorisierung, worauf besonders genau gehört oder geachtet werden soll)

In der Behandlung III: Interventionen 9

Bisher ist nur angedeutet worden, welche Merkmale ein analytischer Veränderungsprozess aufweist und in welcher Weise diese methodisch-behandlungstechnisch auf den Weg gebracht werden soll. Freud benennt die Ziele der (klinischen) Psychoanalyse in verschiedener Weise: Es gehe um die Bewusstmachung des Unbewussten, die (Wieder-) Herstellung von Liebes-, Arbeits- und Genussfähigkeit, das Einsetzen der Möglichkeit, „sich so oder anders" verhalten zu können, oder auch um den Wandel von „hysterische[m] Elend in gemeines Unglück" (Freud 1895d, S. 312). Gemeinsamen ist diesen Charakterisierungen des Veränderungsprozesses die Figur, dass funktionalere Ersatzbildungen gefunden werden, in die sich psychische Konflikte einkleiden. Diese sollen nicht mehr ins (neurotische) Symptom münden, das sich schließlich ja zuallererst als eine Einschränkung im Handeln und Erleben zeigt, sondern in solche Kompromissbildungen aus Wunsch und Verbot (oder konfligierenden Wünschen), die weniger starr sind und psychische Optionen offen halten. Die Ziele psychoanalytischen Arbeitens sind noch auf andere Weise formuliert worden, sodass auch ein Geltungsbereich des psychoanalytischen Veränderungsmodells für nicht-neurotische psychische Störungen behauptet werden kann. So wird neben dem Freudschen Diktum einer Einsichtsförderung (in unbewusste Konflikte und Abwehr) auch die korrigierende emotionale Erfahrung in der analytischen Beziehung als Ziel benannt oder in verschiedenen Varianten die Förderung von Symbolisierung, Mentalisierung oder „Transformation" von triebhaft-affektiver Erregung in psychische Formen.

Auf der Grundlage der in Kap. 8 beschriebenen Elemente von Setting und Haltung geschieht nun ein analytisches Durcharbeiten von unbewussten Konflikten bzw., bei nicht-neurotischen Störungen, die Arbeit an den psychischen Formen. Zwar bemisst sich Gesundheit nicht am Frei-Sein von psychischen Konflikten und auch nicht daran, möglichst wenig an unbewussten Elementen der inneren Welt zu haben, aber es soll um psychische Zugänglichkeit von Bedeutung

© Springer Fachmedien Wiesbaden GmbH, ein Teil von Springer Nature 2019
T. Storck, *Freud heute: Zur Relevanz der Psychoanalyse*, essentials,
https://doi.org/10.1007/978-3-658-24176-6_9

und affektiver Lebendigkeit gehen. Mit dem Durcharbeiten (vgl. Storck 2016b) wird in der Psychoanalyse Unterschiedliches gemeint: Im Anschluss an Freud und anderen Autoren lassen sich drei Ebenen differenzieren: 1) Das Durcharbeiten der Behandlungswiderstände, also der Widerstände gegen die Veränderung; 2) Das Durcharbeiten der Übertragungsneurose, also die Veränderung darin, was beziehungsbiografisch und konflikthaft in Beziehungen eingebracht wird; 3) Das Durcharbeiten im Sinne eines „Nacharbeitens", als innere Arbeit des Analysanden, die durch die analytische Stunde angeregt wird.

Der Anteil des Analytikers an dieser Arbeit besteht zunächst im Bereitstellen eines Rahmens, der gekennzeichnet ist durch Verlässlichkeit und Kontinuität (weil die Stunden in ihrer zeitlichen Struktur gleichförmig und fest vereinbart sind, können Analytiker und Analysand sich in diesem Rahmen auch dem psychisch Ungesteuerten widmen) und durch die aufnehmende bzw. resonante Haltung des Analytikers. Üblicherweise werden dabei drei Formen der Intervention unterschieden: Klarifikation, Konfrontation und Deutung.

Unter einer Klarifikation (oder Klärung) versteht man eine Intervention, in der der Analytiker probehalber die subjektive Perspektive des Analysanden einnimmt und aus dieser heraus versucht, Zusammenhänge zu erfassen (etwa „Verstehe ich Sie richtig, dass für Sie…?"). Eine andere Ebene der Klarifikation kann darin bestehen, das vom Analysanden angesprochene insofern zu „ordnen", dass zunächst „verwirrende[.]" oder „widersprüchliche[.] Angaben" nachvollziehbar werden (Wöller und Kruse 2014, S. 142).

Als Konfrontation bezeichnet man eine Intervention, die konkret einen Widerspruch oder eine vermutete Ambivalenz benennt. Das können Aspekte in den verbalen Schilderungen des Analysanden sein, etwa konträr zu einander stehende Einstellungen oder Gefühle, aber auch mögliche Widersprüche zwischen Schilderungen und Verhalten. Ein Beispiel wäre, dass ein Analysand über einen langen Zeitraum die Analyse als „Zeitverschwendung" bezeichnet und unterstreicht, ihm nütze die Arbeit nichts – nichtsdestoweniger aber überaus verlässlich zu den Stunden kommt und gekränkt und enttäuscht auf eine Stundenabsage des Analytikers reagiert. Auch der umgekehrte Fall wäre denkbar, nämlich dass ein Analysand auf eine überschwängliche Weise den Wert der Analyse für sich betont, dann aber regelmäßig deutlich zu spät kommt. Eine Konfrontation soll nun weder tadelnd sein, noch jemandem vorgeben, sich zwischen dem scheinbar Widersprüchlichen doch nun für eine Seite zu entscheiden. Vielmehr soll sie den Analysanden mit Widersprüchen „vertraut [..] machen" (Wöller und Kruse 2014, S. 144). Es geht darum, eine psychische Zugänglichkeit für Ambivalenz zu finden oder für widerstreitende Motive, die einen „Sinn" und eine Bedeutung haben.

Die Deutung schließlich kann als spezifisch psychoanalytische Interventions-
form gelten. Grundlegend muss gesagt werden, dass – auch wenn sie immer im
Zusammenhang damit steht, dass Unbewusst bewusst gemacht bzw. eine psychische Zugänglichkeit zum bisher (funktionell) Unzugänglichen geschaffen werden
soll – bereits im Freudschen Verständnis entscheidend ist, dass die Deutung zu
einem bestimmten Moment im Prozess und als Teil des Geschehens in der analytischen Beziehung gegeben wird. Nur dann kann sie veränderungswirksam
sein. Die „Zeit der Deutung" (Warsitz 2006) steht damit im Zusammenhang, dass
es sich gerade nicht um schlichte Aufklärung oder Pädagogik geht, sondern um
etwas von unmittelbar affektiver Wirkung in dem Moment, in dem konflikthafte
Elemente des Beziehungserlebens (in dessen triebhafter und affektiver Färbung)
aktualisiert worden sind.

Zudem ist es bedeutsam, die Deutung als eine im ganz eigentlichen Sinn analytische Intervention zu begreifen (dies Haltung vertritt auch Laplanche 1995):
Sie „geht dazwischen" und zerlegt analytisch. Freud (1919a, S. 185 f.) vertritt die
Haltung, dass es die Aufgabe in der Analyse sei, starre, symptomatische Ersatz-
bzw. Kompromissbildungen deutend aufzulösen, Abwehr und Widerstand darin
und gegenüber der Veränderung dieser Kompromissbildungen sichtbar zu machen,
und diese in die „einzelnen Triebelemente" zu zerlegen. Das ist die Voraussetzung
für Veränderung, d. h. für das Finden neuer Ersatzbildungen, und Freud geht davon
aus, dass eine solche „synthetische" Leistung durch das Ich des Kranken ohne
Zutun des Analytikers bewerkstelligt werde. Der Hinweis auf das Analytische der
Psychoanalyse und ihrer Deutungen ist nicht zu überschätzen; Freud (1937d) diffe-
renziert deshalb in der späten Arbeit *Konstruktionen in der Analyse* von 1937 auch
zwischen Deutung und (Re-) Konstruktion. Die Deutung, so kann diese Passage
gelesen werden, löst Zusammenhänge auf oder stellt sie infrage stellt, während die
Konstruktion Bedeutungen herstellt und Verstehenszugänge anbietet.

Ein besonderer Bereich ist betroffen, wenn es um den Aspekt der Re-Konstruktion
geht. Zwar klingen einige Bemerkungen Freuds so, als ginge es darum, erleben
zu können, „wie es damals war", jedoch bemerkt er auch deutlich, dass die
„biographische Wahrheit" nicht zu haben sei (Freud 1960, S. 423), dass es also
unrealistisch ist (und methodisch auch nicht erforderlich), eine 1:1-Rückkehr des früheren Erlebnisses zu produzieren. Vielmehr geht es, so eine post-freudianische Ein-
schätzung, darum, Formen für das Erleben zu finden – die Erinnerung ist unter diesen
nur ein, wenn auch häufiger, Sonderfall.

Üblicherweise wird ein deutendes Vorgehen „von der Oberfläche zur Tiefe"
vorgeschlagen, das bedeutet, dass sich die Deutungsarbeit in frühen Prozessen der analytischen Arbeit an der Bearbeitung des (unbewussten) Widerstands
(gegen die Veränderung) orientiert, einschließlich des Übertragungswiderstands

(der wiederum als ein Widerstand *gegen* die Übertragung auftreten kann oder als Widerstand, *in dem* die Übertragung selbst besteht). Erst im Verlauf der Arbeit kann es um „genetische" Deutungen gehen, also solche, die sich auf Konflikthaftes und unbewusste Bedeutungen in der Biografie richten.

Oben habe ich bereits erwähnt, dass die Psychoanalyse vor besonderen Herausforderungen der Validierung ihrer Arbeit am Unbewussten steht. Ein Teil der erkenntnistheoretischen und behandlungstechnischen Antwort darauf war im szenischen Verstehen gesehen worden. Eine weitere Teilantwort kann nun hinzugezogen werden, wenn es um die Validität der Deutung geht. Bisher ist deutlich geworden, dass die Bildung einer Deutung oder einer anderen Intervention dem Beziehungserleben des Analytikers entnommen werden kann. Dabei bleibt sie Hypothese. Darüber, ob etwas Wichtiges adressiert wird, entscheidet die Antwort des Analysanden. Freud (1937d) merkt an, dass das „Ja" oder „Nein" des Analysanden zur Deutung als solches letztlich unbrauchbar ist – es ist leicht vorstellbar, dass eine bloße Bejahung oder eine bloße Zurückweisung der Deutung nicht viel darüber sagt, ob sie unbewusste Aspekte berührt hat oder nicht. Entscheidend ist vielmehr, welche (neuen) Einfälle im Anschluss möglich werden, d. h. ob etwas sag- oder anders erlebbar wird, zu dem der Zugang zuvor verstellt gewesen ist.

Eine klassische Zusammenfassung des Deutungskonzepts (ich übergehe hier die Nuancen zwischen verschiedenen Deutungstypen) gibt Greenson (1967, S. 109): „Deuten heißt, einen unbewußten oder vorbewußten Vorgang bewußtmachen. Es heißt, dem vernünftigen und bewußten Ich etwas zum Bewußtsein bringen, das es vergessen hatte, das ihm unzugänglich war. [...] Durch die Deutung machen wir dem Patienten die Geschichte, die Quelle, die Art und Weise, die Ursache oder Bedeutung eines gegebenen seelischen Vorgangs bewußt. Das erfordert gewöhnlich mehr als eine einzige Intervention."

In Ergänzung und im Kontrast dazu lässt sich genau skizzieren, was als eine zeitgenössische Fassung des Deutungskonzepts in der Psychoanalyse gelten kann. Meist wird die Deutung dabei in ihrer prozessualen Funktion und Wirkung betrachtet: Sie dient nicht dazu, dem Analysanden etwas mitzuteilen, was der Analytiker über ihn festgestellt zu haben meint, sie ist nicht dazu da, dem Analysanden irgendeine Art von „Auflösung" über seine Innenwelt mitzuteilen. Und, das ist das Wichtigste, sie steht nicht am Ende eines Prozesses des Verstehens der inneren Welt, sondern soll einen Prozess in Gang setzen oder aufrecht erhalten. Eine Deutung ist also dann nützlich oder erforderlich, wenn ein analytischer Prozess nicht in Gang kommt, zu versiegen droht, sich in Vermeidungen verliert o. ä. Auch das Adressieren der Übertragung durch eine Deutung sollte dem folgen.

Indirekt ist mit dem Hinweis auf das Konzept des Durcharbeitens bereits die Frage thematisch geworden, wie viel Zeit analytische Veränderungsprozesse erfordern. Klassischerweise ist von einer „tendenzlosen" Psychoanalyse die Rede, was nicht zuletzt einschließt, für den Prozess keine vorab fixierten zeitlichen Begrenzungen zu formulieren (hier unterscheidet sich die Psychoanalyse als offenes klinisches Verfahren von der analytischen Psychotherapie als Richtlinienverfahren in der psychotherapeutischen Versorgung, da letztgenannte an Stundenkontingente und Kostenträger gebunden ist). Dafür lassen sich methodische Gründen finden, aber es droht auch eine Gefahr des Verzichts auf Grenzen und deren Anerkennung. Damit sind Begrenzungen in den realistischen Zielen von Veränderung benannt und auch Begrenzungen dahin gehend, wie viel Rückgriff auf die haltende Funktion des Analytikers für einen Analysanden nützlich ist. Auch für die Psychoanalyse kann wie für jede andere Form von psychotherapeutischer Behandlung gesagt werden, dass es eines ihrer Ziele ist, sich selbst überflüssig zu machen, es dem Analysanden also zu ermöglichen, selbst auf das zurückgreifen zu können, was während der Behandlung eine Art von analytischer Funktion gewesen ist, die der Analytiker ihm bereit gestellt hat. Die Gefahr besteht in einer gemeinsamen Vermeidung von Trennung und/oder der gemeinsam getragenen Verleugnung der Begrenztheit erreichbarer Ziele.

Analytische Veränderungsprozesse brauchen nichtsdestoweniger ihre Zeit, und dies insbesondere deshalb, weil die Ziele weitreichend sind: Es geht um die Veränderung psychischer (Erlebnis-) Strukturen im Hinblick auf Affekte, Beziehungen und das Selbstbild. An diesen Bereich schließt die Frage nach den Ergebnissen psychoanalytischer Psychotherapieforschung an, auf die ich in Kap. 11 genauer eingehen werde.

Essenziell
- Die Ziele einer psychoanalytischen Behandlung orientieren sich daran, dass Teile der inneren psychischen Welt erlebbar werden, zu denen der Zugang zuvor verstellt gewesen ist.
- Als Interventionsformen können Klarifikation, Konfrontation und Deutung unterschieden werden.
- Die Deutung hat in der Psychoanalyse eine prozessuale Funktion: Sie soll starre Erlebensmuster analytisch zerlegen, neue Einfälle und psychische Formen möglich machen und so Veränderung bewirken.
- Psychoanalytische Prozesse brauchen ihre Zeit; eine Balance zwischen Offenheit des Prozesses und ausreichender Zeit für die Veränderung psychischer Struktur auf der einen, und eine Anerkennung der zeitlichen Begrenzungen und der Begrenzungen hinsichtlich der erreichbaren Ziele auf der anderen Seite sind erforderlich.

Psychoanalytische Kunst-, Kultur- und Gesellschaftspsychologie

Bereits zu Freuds Zeiten gab es den psychoanalytischen Anspruch, nicht nur über klinische Prozesse und Phänomene etwas sagen zu können, sondern sich auch Kunst, Kultur und Gesellschaft zuzuwenden. Freud selbst stützt sich in der Entwicklung seiner Theorie des Psychischen neben der Forschung und der Klinik auch auf die menschliche Kulturgeschichte. Bereits in dieser Anfangszeit der Psychoanalyse hat sich der Ausdruck „Angewandte Psychoanalyse" ergeben, als Bezeichnung psychoanalytischen Vorgehens außerhalb des klinischen Settings, zunächst v. a. in der Interpretation von Literatur oder Bildender Kunst. Das ist auf eine Weise konsequent: Freud versucht sich schließlich erklärtermaßen an einer allgemeinen Theorie des Psychischen, diese müsste sich also auch in Relation zu nicht-psychopathologischen Bereichen des Menschen setzen lassen. Einzig wäre eben zu zeigen, dass und in welcher Weise der psychoanalytische Erkenntnisgegenstand, das dynamisch Unbewusste, in den Bereichen Kunst, Kultur und Gesellschaft eine Bedeutung hat (auf den gesonderten Bereich eines gesellschaftlich Unbewussten werde ich noch zurückkommen).

Ich folge in der weiteren Darstellung dieses Kapitels vor allem Bemerkungen zur Kunst. Im großen und ganzen haben die Überlegungen aber dieselbe Geltung für andere Felder von Kultur oder Gesellschaft, allein deshalb, weil sich „die Kunst" als ein soziales Feld begreifen lässt, das selbst Ausdruck von Gesellschaft ist. In einem Kunstwerk, so auch die Annahme Lorenzers (1986), zeigt sich ein Spannungsverhältnis zwischen manifester und latenter Ebene, das sich in Irritationen in der Betrachtung bemerkbar macht. Kunstwerke sind in dieser Sicht Formen, in denen sich gesellschaftliche Widersprüche zeigen, Kunstforschung liefert damit immer auch Erkenntnisse über Gesellschaft.

Allzu oft ist das Vorgehen der Psychoanalyse im Feld der Kunst in zwei ungünstigen Richtungen erfolgt. Ein erster Kritikpunkt des Vorgehens liegt in

© Springer Fachmedien Wiesbaden GmbH, ein Teil von Springer Nature 2019
T. Storck, *Freud heute: Zur Relevanz der Psychoanalyse,* essentials,
https://doi.org/10.1007/978-3-658-24176-6_10

der Vernachlässigung des künstlerischen Mediums, wenn etwa eine bloß inhalts-
ästhetische Betrachtung beispielsweise eines Romans erfolgt. Ein zweiter betrifft
den Künstler-(Patho-)Biografismus, ein Vorgehen, das in der Analyse des Kunstwerks die Konflikte des Künstlers enthüllen zu können meint. Beides sind deshalb problematische Bereiche, weil sie in der „Anwendung" der Psychoanalyse
auf den Bereich der Kunst Theorie anwenden zu können meinen, wo es einzig um
einen *Methoden*transfer gehen kann.

Die Anwendung psychoanalytischer Methode auf nicht-klinische Bereiche
kann ihren Ausgangspunkt vom Beziehungshaften nehmen, das Erkenntnis-
bemühungen der Psychoanalyse notwendigerweise trägt. Dabei wird deutlich,
dass sich szenisches Verstehen im oben beschriebenen Sinn eben nicht allein
klinisch verstehen lässt, sondern auch methodologisch (besonders propagiert
von Lorenzer). Darin ist beschrieben, was eine Anwendung psychoanalytischer
Methode überhaupt bedeutet und wie diese einem anderen Feld als dem klinischen
vermittelt werden kann. „Angewandte" Psychoanalyse würde dann bedeuten, sich
zu einem Erkenntnisgegenstand in Beziehung zu setzen. Von diesem Start aus
können einige methodische Schwierigkeiten adressiert werden.

Denn zuallererst stellt sich die Frage, welche Entsprechungen die behandlungstechnischen Konzepte der Psychoanalyse in nicht-klinischen Feldern finden. Das
betrifft: 1) Übertragung und Gegenübertragung; 2) Freie Assoziation und gleichschwebende Aufmerksamkeit; 3) Deutung. Ohne eine Berücksichtigung dieser
drei Bereiche könnte m. E. nicht von einer Anwendung der psychoanalytischen
Methoden gesprochen werden.

Das führt allerdings in Schwierigkeiten. Man kann beispielsweise für den
Bereich der Kunst bzw. für ein einzelnes Kunstwerk schwerlich davon ausgehen, dass dieses Übertragungen ausbildet – es mag konflikthaft strukturiert
sein, aber es „hat" keine Psyche, keine infantil-psychosexuelle Entwicklung
durchlaufen, es setzt keine Abwehrmechanismen ein und ist nicht einem psycho-
somatisch-drängenden Triebgeschehen ausgesetzt. Dann wiederum ist es auch
problematisch, von Gegenübertragungen angesichts eines Kunstwerks zu sprechen. Nichtsdestoweniger stehen in einem psychoanalytischen Zugang zur Kunst
die emotionalen Reaktionen des interpretierenden Analytikers im Zentrum und
können zur Grundlage der Reflexion genommen werden. Das Argument kann
dabei lauten, dass ein Kunstwerk kein personales, subjektiv verfasstes Gegenüber
ist und auch nicht so erlebt wird. Kunstgeschichtlich und ästhetisch relevante
Figuren einer „willentlichen Aufhebung des Unglaubens" (Coleridge) oder
Bemerkungen Hegels zur (Quasi-) Subjektivität des Kunstwerks allerdings deuten
an, dass wir vermutlich ein Kunstwerk sehr wohl so erleben, als wäre es ein anderes Subjekt, das zu uns in einer intersubjektiven Beziehung steht – aber als ein

Quasi-Subjekt (Soldt 2009; Storck 2013). Wir übergehen nicht den kunst-haften Charakter unseres Gegenübers, überlassen uns aber, vermutlich vorbewusst, einem Erleben, in dem wir das, was das Kunstwerk mit uns „anstellt", als intentional erleben. Auf diese Weise werden die beziehungshaften Konzeptionen psychoanalytischer Methode relevant.

Darüber ergeben sich wichtige Bemerkungen über den Gegenstand psychoanalytischer Kunstforschung. Diese kann nur über das etwas sagen, mit dem man in eine Beziehung eintreten kann. Eine Interpretation eines Kunstwerks kann uns psychoanalytisch nicht mehr über den Künstler sagen, als dass er dieses Kunstwerk hervorgebracht hat. Alles andere würde die Ebenen verwechseln und die methodischen Möglichkeiten sprengen. Für eine werkhistorische Einordnung, sowohl im Hinblick auf künstlerische Epochen als auch auf eine Künstler-Biografie ist die Psychoanalyse auf die interdisziplinäre Zusammenarbeit mit der Kunstgeschichte o. ä. angewiesen. Allerdings, darauf komme ich gleich zurück, stellen sich in der Regel Fantasien über den Künstler o. ä. ein.

Die zweite Schwierigkeit besteht in den analytischen Grundregeln, freie Assoziation und gleichschwebende Aufmerksamkeit. Konsequenterweise muss man sagen, dass sich beide aufseiten des interpretierenden Analytikers finden lassen. Dieser tritt einem Kunstwerk gleichschwebend aufmerksam entgegen, ohne Vorauswahl oder ein vermeintliches Wissen über besonders relevante Elemente. Zugleich ist es hier aber auch der Analytiker, der frei assoziiert, insofern er seinen freien Einfällen und Assoziationen angesichts der Kunsterfahrung folgt. Hier kann es dann um Einfälle zum Künstler gehen, um Vorwissen oder Fantasien – die dann aber keine methodisch gewonnenen Fakten zu diesem Sinn, sondern Teil der emotionalen Antwort auf das Kunstwerk.

Drittens hatte ich benannt, dass sich einige Fragen hinsichtlich der Deutung im nicht-klinischen methodischen Vorgehen der Psychoanalyse stellen. Oben war deutlich geworden, dass sich der Wert der Deutung über den Prozess bestimmt, dessen Teil sie ist, d. h. darüber, was auf sie folgt, welche neuen Einfälle oder bisher unzugänglichen Vorstellungen und Gefühle aufseiten des Analysanden. Das ist für die Auseinandersetzung mit dem Kunstwerk augenscheinlich schwierig: Es verändert sich nicht durch meine analytischen Bemerkungen zu ihm (höchstens nehme ich es anders als zuvor wahr), es ist nicht anders strukturiert. Ich habe daher den Vorschlag gemacht, für die „angewandte" Psychoanalyse (auch über die Kunst hinaus) im methodischen Vorgehen der Psychoanalyse zwischen Interpretation und Deutung zu unterscheiden (Storck 2017). Über den Weg des szenischen Verstehens derjenigen quasi-intersubjektiven Beziehungsszene, in der ich mich angesichts des Kunstwerks befinde (und die ich auf latente Bedeutungen befragen kann) gelange ich zu einer psychoanalytischen Interpretation, zu Verstehensideen. Diese

Interpretation wird erst dann zur Deutung, wenn sie auch dem Bereich, zu dem sie etwas sagen will, entgegengehalten wird, wenn sie also in irgendeiner Weise veröffentlicht wird, sodass „neue Einfälle" der Mitglieder einer sozialen Gruppe möglich werden, also eine Antwort und prozessuale Dynamisierung dessen, was ich über das Kunstwerk verstanden zu haben meine.

Eine kunst- bzw. gesellschaftspsychologische Deutung der Psychoanalyse richtet sich also, anders als in der klinischen Situation der Einzeltherapie, nicht auf ein Individuum, dem etwas psychisch dadurch zugänglich werden soll (es wird nicht individuell Unbewusstes gedeutet), sondern sie richtet auf latente gesellschaftliche Zusammenhänge, die den Angehörigen einer sozialen Gruppe entgegengehalten wird, sodass diese darauf antworten können und so ein Prozess angeregt wird. Sie ist dabei nicht beliebig, denn auch sie stützt sich aus szenisches Verstehen, ein In-Beziehung-Treten des Analytikers zu einem Erkenntnisgegenstand.

Ein wichtiger Bereich psychoanalytischer Gesellschaftstheorie kann abschließend noch aufgegriffen werden, nämlich die vor allem mit den Arbeiten Erdheims verbundene Konzeption eines gesellschaftlich Unbewussten. Auch darin liegt die Schwierigkeit zunächst im konzeptuellen Referenzrahmen. Was kann mit der Rede von einem Unbewussten auf gesellschaftlicher Ebene gemeint sein? Die damit im Zusammenhang stehenden psychoanalytischen Konzepte beziehen sich schließlich auf psychische Prozesse eines Individuums (in Beziehung zu anderen). Deshalb ist es überzeugend, wenn Erdheim (2013) formuliert, mit „gesellschaftlich unbewusst" könne einzig gemeint sein, was die einzelnen Mitglieder einer Gesellschaft oder sozialen Gruppe untereinander teilen: gemeinsame Abwehrstrukturen und Ersatzbildungen, die sich für Einzelne in gleicher Weise ergeben, weil auf sie in gleicher Weise soziale Strukturen wirken, in erster Linie „Machtverhältnisse", Normen, Tabus usw. Dann kann davon die Rede sein, dass systematisch verschiedenen oder gar allen Individuen einer Gruppe „dasselbe" unbewusst ist und in gleicher Weise umgearbeitet wird.

Zusammengefasst kann man sagen, dass es verschiedene Bereiche dessen gibt, was „Angewandte Psychoanalyse" genannt worden ist: Kunstpsychologie (vor allem Literatur, Film und Malerei, in letzter Zeit auch zunehmend Musik), Sozialpsychologie, Kulturpsychologie und anderen Felder, die einen Methodentransfer und eine psychoanalytische Beteiligung an interdisziplinären Vorhaben sinnvoll sein lässt.

Essenziell

- Der Transfer der Psychoanalyse in andere Felder als die klinische Arbeit kann einzig ein Transfer der *Methode*, kein (unvermittelter) Transfer der Theorie sein.
- Psychoanalytische Methode ist auch dann gekennzeichnet von einem In-Beziehung-Treten und der Reflexion dessen.
- Psychoanalytische Kunst- oder Kulturforschung produziert *Interpretationen*, die dann zu *Deutungen* werden, wenn sie dem Bereich, auf den sie sich beziehen, entgegengehalten werden, sodass prozessual „neue Einfälle" möglich werden.
- „Gesellschaftlich unbewusst" bedeutet, dass aufgrund der gesellschaftlichen Einflüsse von vielen oder allen Mitgliedern einer sozialen Gruppe dieselben Aspekte ihres Erlebens abgewehrt und psychisch umgearbeitet werden.

Psychoanalytische Forschung und Wege in die Zukunft 11

Nicht zuletzt die Bemerkungen zur psychoanalytischen Kunst- und Kulturforschung machen deutlich, dass „psychoanalytische Forschung" ein weites
Feld umspannt, das im vorliegenden Rahmen nicht nachgezeichnet werden kann
(genauer z. B. bei Leuzinger-Bohleber, Benecke und Hau 2015). Ich beschränke
mich daher abschließend auf einige knappe Bemerkungen zur psychoanalytischen/
psychodynamischen Psychotherapieforschung und auf eine Skizze zukünftiger
(Forschungs-) Aufgaben der Psychoanalyse.

In klassischer Hinsicht ist psychoanalytische Forschung stärker als für anderen
Bereiche der Fall auf den klinischen Einzelfall bezogen. Daraus entsteht Konzeptbildung und man kann sagen, dass die Verallgemeinerung, die die Psychoanalyse
vom Einzelfall aus vornimmt, auf der Ebene der Konzeptbildung und nur bedingt
auf der Ebene der Vorhersagbarkeit liegt. Gleichwohl ist zu differenzieren zwischen psychoanalytischer Forschung (im Sinne eines bestimmten methodischen
Vorgehens und Erkenntnisgegenstands) und Forschung, die Psychoanalyse (d. h.
deren Prozesse, Ergebnisse und Konzepte) betrifft. Selbstverständlich liegen
Ergebnisse psychoanalytischer Psychotherapieforschung vor, die in erster Linie
Befunde betreffen, die zeigen, dass es die Technik statt der Dosis ist, die psychoanalytisch Veränderungen mit sich bringt, oder dass Veränderungen infolge von
therapeutischen Prozessen „nachhaltiger" sind, also länger anhalten (vgl. z. B.
Zimmermann et al. 2015).

Es bleibt aber auch zu sagen, dass Forschung zur Psychoanalyse und analytischen Psychotherapie noch zu wenig Ergebnisse vorgelegt hat (Ausnahmen
stellen die Übertragungsfokussierte Psychotherapie oder die Mentalisierungsba-
sierte Therapie als zwei Formen modifizierter analytischer Behandlung dar). Noch
zu wenig lässt sich im Vergleich der psychotherapeutischen Verfahren belegen,
dass und wodurch analytische Psychotherapie wirkt, d. h. welches genau ihre

© Springer Fachmedien Wiesbaden GmbH, ein Teil von Springer Nature 2019   51
T. Storck, *Freud heute: Zur Relevanz der Psychoanalyse,* essentials,
https://doi.org/10.1007/978-3-658-24176-6_11

Wirkungsweise ist (und das hat sowohl Gründe, die mit der Struktur geforderter evidenzbasierter Psychotherapie zu tun haben, zu der einige Elemente der analytischen Psychotherapie – nicht zuletzt ihre Dauer – schwer in Einklang zu bringen sind, aber auch Gründe, die in einem lange Zeit fatalerweise vorherrschenden prinzipiellen Rückzugs aus der vergleichenden Forschung liegen). Damit hinkt die Psychoanalyse der Entwicklung der Psychotherapieforschung hinterher, deren „frühe" Phasen der prinzipiellen Legitimation (Wirkt Psychotherapie?) und des Wettbewerbs (Welches Verfahren ist wirksamer?) eigentlich hinter ihr liegen und aktuell eher Fragen wie die nach der differenziellen Indikation und der Wirkungsweise von Interesse sind.

Eine Stärke der Psychoanalyse, die sie m. E. deutlicher in die allgemeine Psychotherapieforschungs-Landschaft einbringen sollte, liegt in der Konzeptbildung. Es erscheint, gerade im Hinblick auf die Konzeption zukunftsträchtiger empirischer Studien zur Psychotherapieforschung (und darin besonders der Wirkungsweise spezifischer, isolierbarer Interventionsformen), erforderlich, einer konzeptvergleichenden Psychotherapieforschung zu folgen, welche anerkennt, dass ähnliche klinische Phänomene von den verschiedenen Verfahren in unterschiedlicher Weise konzeptualisiert werden.

Was Sie aus diesem *essential* mitnehmen können

- Die Freudsche Psychoanalyse hat eine hohe Aktualität in vielen Bereichen ihrer Konzepte:
- Im Triebkonzept ist eine Thematisierung des Leib-Seele-Verhältnisses enthalten, es lässt sich psychosomatisch und sozialisatorisch lesen und ist Teil einer allgemeinen Motivationstheorie des Psychischen.
- Das erweiterte Sexualitätsverständnis der Psychoanalyse setzt Berührungserfahrungen lustvoller und unlustvoller Art ins Zentrum und begründet darüber die Genese des Psychischen.
- Das dynamisch Unbewusste als Erkenntnisgegenstand der Psychoanalyse lässt sich in einem zeitgenössischen Verständnis als ein Verhältnis in der Vorstellungs- und Affektwelt begreifen, in dem es Unterbrechungen oder Ablenkungen geben kann.
- Ödipale Konflikte drehen sich um das Zusammentreffen von Nähe-, Abgrenzungs- und Rivalitätswünschen, es geht in ihnen ferner um die Auseinandersetzung mit Geschlechter- und Generationenunterschieden und die prinzipielle Möglichkeit, aus Beziehungen (passager) ausgeschlossen zu sein.
- Psychoanalytisches Verstehen gründet sich auf die Reflexion des Beziehungsgeschehens in der analytischen Situation.
- Die Deutung als die spezifisch psychoanalytische Intervention bestimmt auch über ihre prozessuale Funktion und Wirkung.
- Es sind Anwendungen der psychoanalytischen Methoden in andere Bereiche möglich, sofern es einen Methoden-, kein umstandsloser Theorietransfer ist, der vorgenommen wird.

© Springer Fachmedien Wiesbaden GmbH, ein Teil von Springer Nature 2019
T. Storck, *Freud heute: Zur Relevanz der Psychoanalyse,* essentials,
https://doi.org/10.1007/978-3-658-24176-6

Literatur

Abraham K (1924) Versuch einer Entwicklungsgeschichte der Libido auf Grund der Psychoanalyse seelischer Störungen. In: ders. (1971) Psychoanalytische Studien. Band 1. Gießen 1999: Psychosozial, S. 113–183.

Erdheim M (2013) Gesellschaftlich Unbewusstes, Macht und Herrschaft. Psyche – Z Psychoanal, 67, 1023–1050.

Fairbairn WRD (1943) Die Verdrängung und die Wiederkehr schlechter Objekte (unter besonderer Berücksichtigung der „Kriegsneurosen". In ders (2007) Das Selbst und die inneren Objektbeziehungen. Eine psychoanalytische Objektbeziehungstheorie. Gießen: Psychosozial, S. 89–113.

Fairbairn WRD (1944) Endopsychic structure considered in terms of object-relationships. Int J Psychoanal, 25, 70–92. dtsch.: Darstellung der endopsychischen Struktur auf der Grundlage der Objektbeziehungspsychologie. In ders (2007) Das Selbst und die inneren Objektbeziehungen. Eine psychoanalytische Objektbeziehungstheorie. Gießen: Psychosozial, S. 115–170.

Freud S (1895d) Studien über Hysterie. GW I, S. Fischer Verlag: Frankfurt am Main, S. 75–312.

Freud S (1900a) Die Traumdeutung. GW II/III, S. Fischer Verlag: Frankfurt am Main, S. 1–642.

Freud S (1905d) Drei Abhandlungen zur Sexualtheorie. GW V, S. Fischer Verlag: Frankfurt am Main, S. 27–145.

Freud S (1905e) Bruchstück einer Hysterie-Analyse. GW V, S. Fischer Verlag: Frankfurt am Main, S. 161–286.

Freud S (1910a) Über Psychoanalyse. GW VIII, S. Fischer Verlag: Frankfurt am Main, S. 1–60.

Freud S (1913c) Zur Einleitung der Behandlung. GW VIII, S. Fischer Verlag: Frankfurt am Main, S. 435–478.

Freud S (1915c) Triebe und Triebschicksale. GW X, S. Fischer Verlag: Frankfurt am Main, S. 209–232.

Freud S (1915e) Das Unbewußte. GW X, S. Fischer Verlag: Frankfurt am Main, S. 263–303.

Freud S (1917e) Trauer und Melancholie. GW X, S. Fischer Verlag: Frankfurt am Main, S. 427–446.

© Springer Fachmedien Wiesbaden GmbH, ein Teil von Springer Nature 2019   55
T. Storck, *Freud heute: Zur Relevanz der Psychoanalyse,* essentials,
https://doi.org/10.1007/978-3-658-24176-6

Freud S (1919a) Wege der psychoanalytischen Therapie. GW XII, S. Fischer Verlag: Frankfurt am Main, S. 181–194.

Freud S (1920g) Jenseits des Lustprinzips. GW XIII, S. Fischer Verlag: Frankfurt am Main, S. 1–69.

Freud S (1923b) Das Ich und das Es. GW XIII, S. Fischer Verlag: Frankfurt am Main, S. 235–289.

Freud S (1925h) Die Verneinung. GW XIV, S. Fischer Verlag: Frankfurt am Main, S. 9–15.

Freud S (1937d) Konstruktionen in der Analyse. GW XVI, S. Fischer Verlag: Frankfurt am Main, S. 41–56.

Freud S (1950a) Entwurf einer Psychologie. GW Nachtragsband, S. Fischer Verlag: Frankfurt am Main, S. 373–486.

Freud S (1960) Briefe 1873–1939. Frankfurt aM: S. Fischer.

Freud S (1985) Briefe an Wilhelm Fließ, 1887–1904. Hg. v. J.M. Masson. Frankfurt a.M. 1999: Fischer.

Gödde G (2009) Traditionslinien des „Unbewußten". Schopenhauer – Nietzsche – Freud. Gießen: Psychosozial.

Green A (1990) Der Kastrationskomplex. Gießen 2007: Psychosozial.

Greenson RR (1967) Technik und Praxis der Psychoanalyse. Stuttgart 1986: Klett-Cotta.

Groddeck G (1923) Das Buch vom Es. Psychoanalytische Briefe an eine Freundin. Frankfurt aM 1979: S. Fischer.

Gumz A & Storck T (2018) Übertragung. In Gumz A & Hörz-Sagstetter S (Hg) Psychodynamische Psychotherapie in der Praxis. Weinheim: Beltz, S. 43–56.

Jacobson E (1964) Das Selbst und die Welt der Objekte. Frankfurt aM 1973: Suhrkamp.

Kernberg OF (1976) Objektbeziehungen und Praxis der Psychoanalyse. 2. Auflage. Stuttgart 1985: Klett-Cotta.

Klein M (1928) Frühstadien des Ödipuskonfliktes. Int Ztschrft f Psa 15, 65–77

Klein M (1935) Zur Psychogenese der manisch-depressiven Zustände. In dies (1962) Das Seelenleben des Kleinkindes und andere Beiträge zur Psychoanalyse. Stuttgart 1962: Klett-Cotta, S. 55–94.

Küchenhoff J (2008) Tertium datur: zur dialektischen Vermittlung von Eros und Thanatos in der Anerkennung von Differenz. Psyche – Z Psychoanal, 62, 476–497.

Laplanche, Jean (1995): Die Psychoanalyse als Anti-Hermeneutik. Psyche – Z Psychoanal, 52, 1998, 605–617.

Laplanche J (2007) Sexual. Gießen 2017: Psychosozial.

Leuzinger-Bohleber M, Benecke C und Hau S (2015) Psychoanalytische Forschung. Methoden und Kontroversen in Zeiten wissenschaftlicher Pluralität. Stuttgart: Kohlhammer.

Lorenzer A (1970) Sprachzerstörung und Rekonstruktion. Frankfurt aM.: Suhrkamp.

Racker H (1959) Übertragung und Gegenübertragung. Studien zur psychoanalytischen Technik. München, Basel 1988: Ernst Reinhardt.

Sandler J (1976) Gegenübertragung und Bereitschaft zur Rollenübernahme. Psyche – Z Psychoanal, 30, 297–305.

Sandler J, Holder A, Dare C & Dreher AU (1997) Freuds Modelle der Seele. Eine Einführung. Gießen 2003: Psychosozial.

Searles HF (1960) Die Welt der Dinge. Die Bedeutung der nichtmenschlichen Umwelt für die seelische Entwicklung. Gießen 2016: Psychosozial.

Soldt, P (2009) Die Subjektivität der Bilder. Eine empirische Untersuchung zur Psychodynamik kunstästhetischer Erfahrungen. In ders & Nitzschmann K (2009) (Hg) Arbeit der Bilder. Gießen (Psychosozial), S. 129–153.

Storck T (2012) Warum nein? Positionen zur Negation der psychoanalytischen Hermeneutik. In ders (Hg) Zur Negation der psychoanalytischen Hermeneutik. Gießen: Psychosozial, S. 9–40.

Storck T (2013) Entzugserscheinungen. Oder: was die Psychoanalyse von der Ästhetik hat. Imago – Interdisziplinäres Jahrbuch für Psychoanalyse und Ästhetik, 2, 169–180.

Storck T (2016a) Formen des Andersverstehens. Psychoanalytische Teamarbeit in der teilstationären Behandlung bei psychosomatischen Erkrankungen. Gießen: Psychosozial.

Storck T (2016b) In 300 Stunden um die Welt. Zum Durcharbeiten in analytischen Langzeitbehandlungen. Psychotherapeut, 61(6), 447–454.

Storck T (2017) „The Wire" und „die Wurst" – Was ist Kulturpsychoanalyse? In Nitzschmann K, Döser J, Schneider G & Walker C (Hg) Kulturpsychoanalyse heute – Grundlagen, aktuelle Beiträge, Perspektiven. Gießen: Psychosozial, S. 189–204.

Storck T (2018a) Psychoanalyse nach Sigmund Freud. Stuttgart: Kohlhammer.

Storck T (2018b) Grundelemente psychodynamischen Denkens, Band I: Trieb. Stuttgart: Kohlhammer.

Storck T (2018c) Grundelemente psychodynamischen Denkens, Band II: Sexualität und Konflikt. Stuttgart: Kohlhammer.

Storck T (2018d) Grundelemente psychodynamischen Denkens, Band III: Das dynamisch Unbewusste. Stuttgart: Kohlhammer.

Storck T (in Vorb. a) Grundelemente psychodynamischen Denkens, Band IV: Objekte. Stuttgart: Kohlhammer.

Storck T (in Vorb. b) Grundelemente psychodynamischen Denkens, Band V: Übertragung. Stuttgart: Kohlhammer.

Warsitz RP (2006) Der Raum des Sprechens und die Zeit der Deutung im psychoanalytischen Prozess. Psyche – Z Psychoanal 60, 1–30.

Winnicott DW (1953) Übergangsobjekte und Übergangsphänomene. Psyche – Z Psychoanal, 23 (1969), 666–682.

Winnicott DW (1960): The theory of the parent-infant relationship. Int J Psychoanal, 41, 585–595.

Zum Weiterlesen

Storck, T. (2018). Psychoanalyse nach Sigmund Freud. Stuttgart: Kohlhammer.
Storck, T. (2018 ff.). Grundelemente psychodynamischen Denkens (Buchreihe). Stuttgart: Kohlhammer.

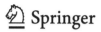
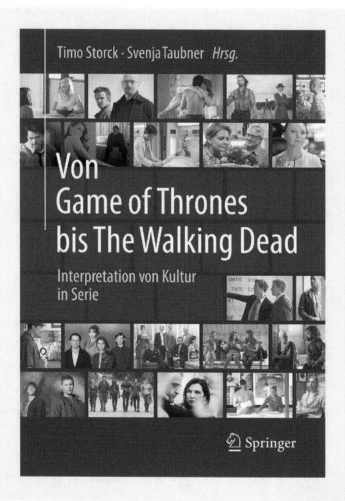

Printed in the United States
By Bookmasters